# 健康・栄養系の
# 運動生理学

栄養・スポーツ系の運動生理学　改訂第2版

監修　樋口　満

編集　湊　久美子／寺田　新

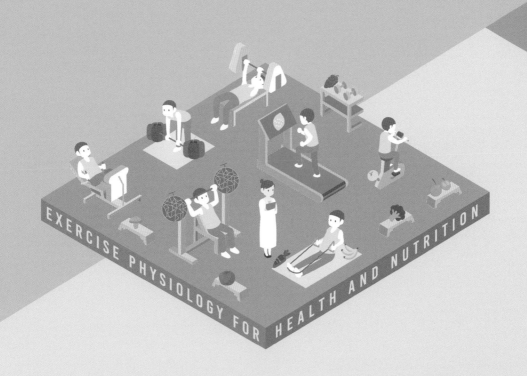

EXERCISE PHYSIOLOGY FOR HEALTH AND NUTRITION

南江堂

# 執筆者一覧

**監 修**

樋口　満　　ひぐち　みつる　　　早稲田大学スポーツ科学学術院名誉教授

**編 集**

湊　久美子　みなと　くみこ　　　和洋女子大学名誉教授
寺田　新　　てらだ　しん　　　　東京大学大学院総合文化研究科教授

**執 筆**

樋口　満　　ひぐち　みつる　　　早稲田大学スポーツ科学学術院名誉教授
田口　素子　たぐち　もとこ　　　早稲田大学スポーツ科学学術院教授
寺田　新　　てらだ　しん　　　　東京大学大学院総合文化研究科教授
湊　久美子　みなと　くみこ　　　和洋女子大学名誉教授
東田　一彦　ひがしだ　かずひこ　滋賀県立大学人間文化学部生活栄養学科准教授
丸藤　祐子　がんどう　ゆうこ　　駿河台大学スポーツ科学部准教授
福　典之　　ふく　のりゆき　　　順天堂大学大学院スポーツ健康科学研究科先任准教授
村上　晴香　むらかみ　はるか　　立命館大学スポーツ健康科学部教授

（執筆順）

# はじめに

　本書「健康・栄養系の運動生理学」は，栄養士・管理栄養士養成課程の学生を主な対象として，2018年に出版された「栄養・スポーツ系の運動生理学」の改訂版である．本書は管理栄養士国家試験出題基準「応用栄養学」内の運動生理学に対応する項目を網羅し，栄養系において特に重要なエネルギー代謝と運動指導に多くの分量を割くことで，栄養系に特化した内容となっている．今回の改訂では，2018年の初版刊行後に改定された「日本人の食事摂取基準2020年版」「健康づくりのための身体活動・運動ガイド2023」をはじめ，近年の法規・制度・統計数値等に対応した内容となっている．

　本書の初版の"はじめに"で記したように，本改訂版も，栄養系の学生や，すでに社会に出て現場で保健指導やスポーツ栄養指導を行っている方々を対象として，知っておくべき古典的なエビデンスと最新の知見を織り交ぜて構成され，執筆された「運動生理学」のテキストである．また，初版の"おわりに"で記したように，「生理学」が呼吸・循環器系や脳神経系，そして代謝・内分泌系など人体の諸機能を解明することを目的とした科学であるのに対して，「運動生理学」は，それら諸機能の一過性，および日常規則的な身体活動（生活活動と運動・スポーツを含む）による適応的応答・変化を扱う科学である．したがって，「運動生理学」は私たちに，運動・スポーツという刺激（働きかけ）に対する人体の生理学的（機能的）変化と，そのメカニズムを追求するという科学的興味を湧かせるものである．運動生理学は生化学・分子生物学の飛躍的な進展とともに，欧米を中心として研究が発展してきたが，わが国においても，主として，日本体育学会（現：日本体育・スポーツ・健康学会）に所属する多くの研究者によって，運動生理学研究が精力的に行われてきている．

　そして，体育・スポーツ科学を専攻する学生を対象として数多くの「運動生理学」のテキストが出版されてきた．しかし，本書はそれら「運動生理学」のテキストとはやや構成が異なっている．本書では，まず基礎編として，第1，2章でエネルギー代謝，身体組成をとりあげ，運動と関連して，第3，4章で呼吸・循環器系，骨格筋の機能，第5章で中間代謝・内分泌機能の理解を促し，第6章では環境適応について記述されている．次に，応用編として，体力・運動能力との関連で，第7，8章では栄養摂取の影響を，第9，10章では性差と加齢の影響について記述され，さらに，第11章では健康と関連する体力・運動能力に及ぼす遺伝の影響についての最新の知見が記述されている．そして，実践編として，第12，13章では健康の維持・増進のための運動指導について記載されている．このように，本書は栄養と運動生理の関係が学習しやすい構成となっている．また，本改訂版では，栄養系学生に興味をもってもらえるようにコラムが一層充実されている．

　本書の執筆陣は，管理栄養士養成課程を有する大学やスポーツ科学を教授する大学に所属し，国際的なレベルで活躍している方々で構成されており，その中には管理栄養士の資格をもちながら，運動生理学的視点から，健康増進やスポーツ栄養の分野で研究や実践指導に携わってい

る方々も含まれている．したがって，本書はこれまでになかった「栄養系の運動生理学」のテキストとして，自信をもってお勧めできる内容となっている．本書によって，運動生理学の基礎知識を確認するとともに，最新の知見を学んでいただき，これからの保健指導やスポーツ栄養指導に生かしていただくことを，編著者一同，大いに期待している．

2024年2月

樋口　満

# 目　　次

## 応用編

### 7 体力・運動能力に及ぼす栄養素摂取の影響 Ⅰ —————— 東田一彦　89

### 8 体力・運動能力に及ぼす栄養素摂取の影響 Ⅱ —————— 東田一彦　97

## 実践編

# 基礎編

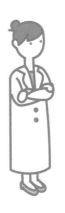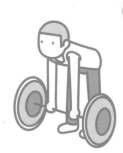

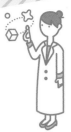

# 第1章

# 安静時と運動時のエネルギー代謝

## この章で学ぶこと

- エネルギー代謝の基礎について理解する
- 1日の総エネルギー消費量の構成とそれぞれの特徴について理解する
- エネルギー代謝量の測定方法について学ぶ

## Key words

運動時の生理的特徴とエネルギー代謝，エネルギー消費量，臓器別エネルギー代謝，エネルギー代謝量の測定法

## A エネルギー代謝

### 1 エネルギー代謝とは

　生物は食物を食べ，体内で食物を消化・吸収して，糖質，脂質，たんぱく質からエネルギーを産生して生命活動を行っている．生体で行われるエネルギーの獲得とその変化を**エネルギー代謝**という．生体が必要とするエネルギーは，生体機能を維持するために必要な**基礎代謝量**，食事摂取に伴う産熱である**食事誘発性熱産生**，身体活動に必要なエネルギーである**活動時代謝量**，発育や体重増加に必要なエネルギーから構成される．

### 2 エネルギー代謝時の燃焼基質

　エネルギー基質となる糖質，脂質およびたんぱく質は，それぞれ 1 mol の分子が酸化される過程において消費される酸素（$O_2$）と産生される二酸化炭素（$CO_2$）

**表 1-1** 糖質・脂肪混合酸化燃焼における非たんぱく質
呼吸商，発生熱量

| 非たんぱく質呼吸商 | 分解割合（%） | | 1 Lの酸素に対する発生熱量（kcal） |
|---|---|---|---|
| | 糖質 | 脂肪 | |
| 0.707 | 0 | 100 | 4.686 |
| 0.75 | 15.6 | 84.4 | 4.739 |
| 0.80 | 33.4 | 66.6 | 4.801 |
| 0.82 | 40.3 | 59.7 | 4.825 |
| 0.85 | 50.7 | 49.3 | 4.862 |
| 0.90 | 67.5 | 32.5 | 4.924 |
| 0.95 | 84.0 | 16.0 | 4.985 |
| 1.00 | 100.0 | 0 | 5.047 |

（ツンツ・シュンブルグ・ラスクによる）
[McArdle WD, Katch FI, Katch VL, et al.：運動生理学—エネルギー・
栄養・ヒューマンパフォーマンス, 第2版（田口貞善ほか監訳）, p.130,
杏林書院，1992 より引用]

の量が異なっている．そこで，体内で栄養素を燃焼したときに消費した酸素量に
対する産生された二酸化炭素量の体積比をみれば，どのエネルギー基質が使用さ
れたかを知ることができる．この体積比を呼吸商（respiratory quotient：RQ）
という．RQ はエネルギー源として使用された栄養素により一定の値となり，糖
質だけが燃焼したときには1.0であり，脂肪だけが燃焼したときには0.707である．
一定時間に排泄された尿中窒素量から，たんぱく質燃焼量とその際に消費した酸
素量および二酸化炭素排出量を計算することができる．たんぱく質の摂取量とエ
ネルギー代謝量は比較的安定していることから，たんぱく質の影響を差し引いた
**非たんぱく質呼吸商**（non-protein RQ：NPRQ）が用いられている（**表 1-1**）．

　軽い運動時には糖質と脂質は同程度利用されるが，運動強度が高くなるにつれ
て糖質の燃焼割合が高くなり，呼吸商は1.0に近づいていく．高強度の運動を続
けて疲労困憊にいたるまで追い込んだとき，解糖系により乳酸が生成される．乳
酸が血中重炭酸ナトリウムで中和される過程で$CO_2$を発生するため，高強度運
動時には栄養素の酸化によらない$CO_2$の増加が起こりその数値は1.0より大きく
なる．したがって，激しい運動を行う際には呼吸商ではなく，肺胞レベルでの酸
素と二酸化炭素の比を指す呼吸交換比（respiratory exchange ratio：RER）と
いう言葉を用いる．

##  1日のエネルギー消費量

　1日の総エネルギー消費量（total energy expenditure：TEE）は，**図 1-1** に
示したとおり基礎代謝量，食事誘発性熱産生，日常生活および身体活動によるエ
ネルギー消費量（活動時代謝量）の総和である．

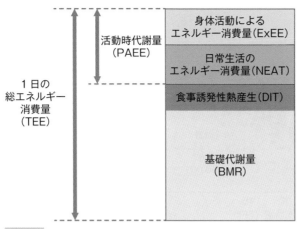

**図 1-1** 1日の総エネルギー消費量の内訳

TEE：total energy expenditure
PAEE：physical activity energy expenditure
ExEE：exercise energy expenditure
NEAT：non-exercise activity thermogenesis
DIT：diet-induced thermogenesis
BMR：basal metabolic rate

## ①　基礎代謝量

### a　基礎代謝量の定義と測定方法

　覚醒時において生命活動に必要な最小限のエネルギー代謝量を**基礎代謝量**（basal metabolic rate：BMR）とよぶ．これは神経系におけるインパルス伝達のための電気的エネルギー，呼吸循環器系や消化器系の運動保持，骨格筋の張力維持（無意識なテンション），体温保持に必要な熱エネルギー，浸透圧エネルギー，物質合成のための化学的エネルギーなどに使われる．基礎代謝量は軽い夕食を摂取してから12時間以上絶食した後，筋肉の緊張を最小限にした状態である早朝安静空腹時・仰臥位の覚醒下において，快適な温度条件で測定する．原則として測定前日は激しい運動を避け，実験用施設に宿泊させて測定する．しかし，現実には完全な安静状態を保ったまま測定することは困難であるため，測定当日の朝，測定場所に移動し，30分以上の十分な安静を保ったあと測定することが多い．これを**安静時代謝量**（resting metabolic rate：RMR）または安静時エネルギー消費量（resting energy expenditure：REE）といい，理論的には基礎代謝量よりもやや高い値（10%以内）を示す．これらの用語は同義語として使用されてきた歴史があるが，厳密には異なるものであり，それぞれ**身体活動レベル**（physical activity level：PAL）または**メッツ**（metabolic equivalents：METs）の値を求める際の基準（計算式の分母）として用いられている．

### b　基礎代謝量に影響する因子

　基礎代謝量の個人差の大部分は**除脂肪量**で説明がつくことが明らかになっている．**図 1-2**に示したとおり，運動習慣の有無に関係なく，非運動群でも運動群

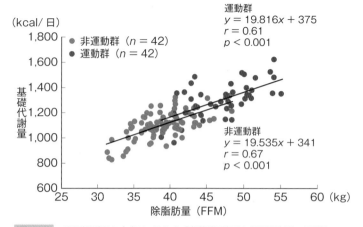

**図 1-2** 運動習慣の有無からみた基礎代謝量と除脂肪量の関係

[高橋恵理, 薄井澄誉子, 田畑　泉ほか：若年女性の基礎代謝量は除脂肪量から簡便に高い精度で推定できる―スポーツ選手と運動習慣のない女性を対象とした研究. トレーニング科学 **20**(1)：25-31, 2008 を参考に樋口　満 作成]

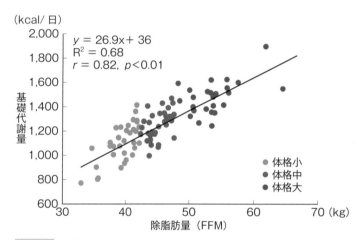

**図 1-3** 体格の大きさからみたスポーツ選手の基礎代謝量と除脂肪量との関係

[Taguchi M, Ishikawa-Takata K, Tatsuta W, et al.：Resting energy expenditure can be assessed by fat-free mass in female athletes regardless of body size. *J Nutr Sci Vitaminol* **57**(1)：22-29, 2011 より許諾を得て転載]

でも除脂肪量（fat-free mass：FFM）と 1 日あたりの基礎代謝量との間には高い相関関係がある. また, 男性は女性よりも 1 日あたりの基礎代謝量は高くなるが, 除脂肪量あたりにすれば性差はほとんどない. 減量や加齢に伴い除脂肪量が低下すれば, 基礎代謝量の低下につながることがある.

　身体組成が一般人とは顕著に異なるスポーツ選手では, 1 日あたりの基礎代謝量も高値を示すが, これは一過性の運動の影響ではなく, トレーニングの成果としての除脂肪量の増加によるものと考えられている. スポーツ選手は種目特性や階級などに応じて体格の個人差は大きくなるが, **図 1-3** に示したとおり, 除脂肪量と基礎代謝量は高い相関を示す. すなわち, 除脂肪量が基礎代謝量にもっと

基礎代謝量推定式（日本人の食事摂取基準 2020）
　基礎代謝量 ＝ 基礎代謝基準値 × 体重(kg)

一般人向け
　国立健康・栄養研究所の式（Ganpule et al., 2007）
　基礎代謝量 ＝ [(0.1238 + (0.0481 × 体重 kg) + (0.0234 × 身長 cm)
　　　　　　　　－(0.0138 × 年齢) － 性別$^{*1}$)] × 1,000/4.186
　$^{*1}$男性 = 0.5473 × 1，女性 = 0.5473 × 2

スポーツ選手向け
　田口らの式（Taguchi et al., 2011）
　基礎代謝量 ＝ 27.5 × 除脂肪量(kg) + 5
　除脂肪量(kg) ＝ 体重(kg) － 体脂肪量(kg)

**図 1-4　日本人の基礎代謝量の推定式**

も影響する因子であることがわかる．また，**甲状腺ホルモン**や**女性ホルモン**（エストラジオール，プロゲステロン）は基礎代謝量の調節において重要な役割を果たしているホルモンである．特に無月経に陥った女性（スポーツ選手を含む）では，これらのホルモン値が低下することにより，基礎代謝量が低下するケースもある．基礎代謝量はそのほかに，年齢や気温，季節などによっても影響を受ける．

　「日本人の食事摂取基準」（2020 年版）では，性別，年齢別の参照体重における基礎代謝基準値（kcal/kg 体重/日）に体重（kg）を乗じて基礎代謝量を算出する方法が示されている．しかし，身長，年齢，性別などを組み込んだ式を用いるほうが，さまざまな体格の人において実測値に近い推定が可能となることが明らかになっており，国立健康・栄養研究所の式が開発されている（**図 1-4**）．基礎代謝量は体重よりも除脂肪量と強い相関がみられることから，身体組成を適切に評価することで，精度よく基礎代謝量を推定できる可能性がある．また，スポーツ選手の基礎代謝量は基礎代謝基準値を用いるのではなく，除脂肪量を用いたスポーツ選手向けの推定式を用いるほうがよい．女性スポーツ選手については，[27.5(kcal/FFM/日)×FFM(kg)＋5] の推定式（田口ら，2011）が開発されている．いずれにしても，式を用いて得られた値はあくまで推定値であり，真の値は推定値を中心に分布し，100 kcal/日以上異なることがあることを理解しておく必要がある．

## ② 食事誘発性熱産生

　食事をすることにより，食物の消化・吸収および同化作用に必要なエネルギー消費と，交感神経系の活性化に伴うエネルギー消費が亢進する．これを**食事誘発性熱産生**（diet-induced thermogenesis：DIT）とよぶ．DIT は，食後 1 時間程

度で顕著になるが，摂取した食事の量と内容によって異なる．DIT は，糖質で
エネルギー摂取量の 5～10%，脂質で 3～5%，たんぱく質で 20～30% とされて
いる．通常は栄養素が混合された食事を食べているため，DIT は 1 日の総エネ
ルギー消費量の約 10% 程度と見積もられている．

### ③ 活動時代謝量

　活動時代謝量（physical activity energy expenditure：PAEE）は，家事など
の日常生活のエネルギー消費量（non-exercise activity thermogenesis：NEAT）
と，スポーツなどの身体活動によるエネルギー消費量（exercise energy expen-
diture：ExEE）に分類できる．読書や会話などは NEAT の中でも静的なもので
あるが，買い物や掃除などの動的な活動によるものもある．肥満者では，やせて
いる者と比較して NEAT が小さいことが報告されており，NEAT はエネルギー
消費量の個人差要因の原因となるため，健康の維持・増進においてその重要性が
指摘されている．特別な運動をしなくても，NEAT を増やせばメタボリックシ
ンドロームや糖尿病の発症を防ぐことができるという研究結果もある．

　また，ExEE は個人差が大きい．例えば，1 日に 2 時間程度のトレーニングを
実施しているスポーツ選手では，付加運動*によるエネルギー消費量は 1,000
kcal/日以上にも及ぶことがある．

＊付加運動：安静時代謝量を含まない，運動による純粋なエネルギー消費量を指す．

---

### ⬡ コラム　基礎代謝の亢進と抑制

　体重と身体組成の変動が小さい成人の場合でも，基礎代謝が亢進（高くな
る）したり抑制（低くなる）されたりすることがある．気温が低いほど体温
を維持するために代謝が増加するため，基礎代謝は夏は低く，冬は高くなる．
また，発熱すれば基礎代謝は高くなり，体温が 1℃上昇すると 12% 増加する．
女性では月経周期の黄体期に基礎代謝量が 100～200 kcal 程度高くなるこ
とも知られている．これらの亢進は自分ではコントロールできない体内や体
外の環境変化によるものである．

　一方，減量や食生活の乱れから生理的に必要なエネルギー量が十分に摂取
できないことが続くと，基礎代謝は低下することがある．特に近年の若年女
性や女性スポーツ選手では，やせ志向が強く（第 2 章参照），基礎代謝の低
下が起こりやすい．その原因として，①大幅な減食などの影響により除脂肪
量が減少すること，および②エネルギー代謝を促進する作用をもつ甲状腺ホ
ルモンが減少し，細胞内の栄養物質の欠乏とも相まって各臓器におけるエネ
ルギー代謝率が著しく低下すること，が挙げられる．これが長期に及べば，
生殖機能や骨の健康をも脅かされる．基礎代謝の低下を予防し，健康を維持
するためには，適切な食習慣の継続と適度な運動の実施が大切である．

**コラム** スポーツ選手における「エネルギー不足」について

　国際的なスポーツ栄養における最近の動向として，スポーツ選手の「エネルギー不足」による健康問題が挙げられ，これまでに女性選手の三主徴（female athlete triad：FAT, 2007），スポーツにおける相対的エネルギー不足（relative energy deficiency in sport：REDs, 2023），男性アスリートの三主徴（male athlete triad：MAT, 2021）という概念が発表されている．「エネルギー不足」とは単にエネルギー摂取量が低い状態を指しているのではなく，エネルギー摂取量から運動によるエネルギー消費量を差し引き，除脂肪量（FFM）で除した値が低い状態のことを意味している．つまり，体内で生理機能の維持に利用できるエネルギー量が不足した状態であり，これが慢性的に続くとさまざまな健康問題（☞ p.8，コラム参照）を引き起こすと考えられている．エネルギーバランスの概念とは似ているものの異なる概念であり，スポーツ現場で実際の指導にこの考え方を活用するには，調査・測定方法や，性差，人種差，判定基準などについてさらなる検討が必要である．とはいえ，性別や年齢，競技種目にかかわらず，運動状況に見合う必要なエネルギー量を食事から確保できるように指導することは，健康問題のリスクが高まるのを予防するうえで有益であることは間違いない．

## C　臓器別のエネルギー代謝

　ヒトのエネルギー消費量はすべての臓器・組織で同じというわけではなく，心臓のように小さくてもエネルギー消費量の大きい組織と，脂肪のようにエネルギー代謝率の低い組織がある．標準的体格（体重70 kg）の男性における安静時の臓器別エネルギー消費量を**表1-2**および**図1-5**に示した．基礎代謝量全体を100としたとき，肝臓，脳，心臓および腎臓で約60％を占めており，次いで骨格

**表1-2　体重70 kgの男性における各臓器・組織の基礎代謝への寄与**

| | 臓器・組織の重量（kg） | 臓器・組織の重量の体重に対する比率（%） | 臓器の基礎代謝率（kcal/kg/日） | 基礎代謝量に対する割合（%） |
|---|---|---|---|---|
| 肝臓 | 1.80 | 2.57 | 200 | 21 |
| 脳 | 1.40 | 2.00 | 240 | 20 |
| 心臓 | 0.33 | 0.47 | 440 | 9 |
| 腎臓 | 0.31 | 0.44 | 440 | 8 |
| 筋肉 | 28.00 | 40.00 | 13 | 22 |
| 脂肪 | 15.00 | 21.43 | 4.5 | 4 |
| その他の組織（骨・皮膚・腸・腺など） | 23.16 | 33.09 | 12 | 16 |
| 計 | 70 | 100 | 100（1,680 kcal/日） | |

[Elia M：Organ and tissue contribution to metabolic rate, IN Kinney JM, Tucker HN eds. Energy metabolism tissue determinants and cellular corollaries, Ravan Press, pp.61–79, 1992 より引用]

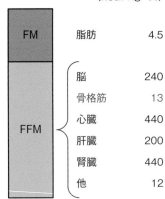

(kcal/kg/日)

| | | |
|---|---|---|
| 脂肪 | | 4.5 |
| 脳 | | 240 |
| 骨格筋 | | 13 |
| 心臓 | | 440 |
| 肝臓 | | 200 |
| 腎臓 | | 440 |
| 他 | | 12 |

**図 1-5　臓器別のエネルギー消費量の内訳**

[Gallagher D, Belmonte D, Deurenberg P, et al.：Organ–tissue mass measurement allows modeling of REE and metabolically active tissue mass. *Am J Physiol* **275**：E249–258, 1998 を参考に筆者作成]

筋で約22％を占めている．脳，心臓，腎臓，肝臓の臓器の大きさ1kgあたりで比較した時のエネルギー消費量が高く，高エネルギー代謝率の臓器である．また，骨格筋は1kgあたりで13kcal/日のエネルギーを消費している．この4つの臓器と骨格筋は徐脂肪量の主な構成要素であることから，除脂肪量から基礎代謝量を推定できるということになる．脂肪の1kgあたりのエネルギー消費量は低い．近年の研究から，二重エネルギーX線吸収法（dual energy X-ray absorptiometry：DXA法）によって骨格筋量，骨量，脂肪組織量，その他の組織量を求めれば，一般人もスポーツ選手も高い精度での基礎代謝量の推定が可能であることが明らかとなっている．

## Ⓓ エネルギー代謝の測定法

　呼吸により酸素が消費され二酸化炭素が産生されるが，呼吸が体内におけるエネルギー供給と関連していることから，呼気ガス中の酸素量と二酸化炭素排出量から産熱量を求める方法は間接熱量測定法として古くから用いられている．その後，間接熱量測定法の原理に基づき，関連する指標から間接的に酸素消費量やエネルギー消費量を求める方法が広く用いられるようになった．ここでは，エネルギー代謝測定法のうち，近年日本で使われている6つの方法について紹介する．

### ① メタボリックチャンバー法

　ヒューマンカロリメーターともよばれ，ビジネスホテルのシングルルーム程度の広さの部屋で数時間から数日間にわたりガス濃度や流量を連続的に測定する方法である．被験者はマスクのような呼気採取用の機器を装着することなく自由に過ごすことができる．測定が正確に行えることから，実験室的なエネルギー消費量測定法のゴールドスタンダードと位置づけられている．国内第1号機は国立健康・栄養研究所の装置であり（**図1-6**），国内に十数台しかない．居室内の活動

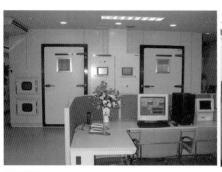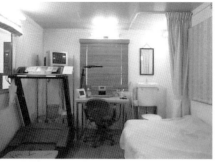

**図 1-6　メタボリックチャンバーの外観(左)と室内(右)**
[写真提供：国立研究開発法人 医薬基盤・健康・栄養研究所]

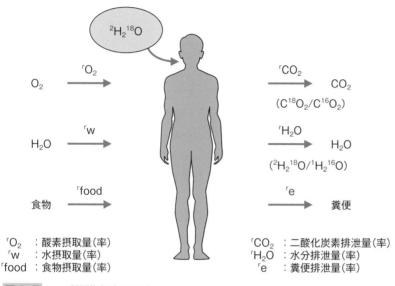

$^2H_2{}^{18}O$

| | | |
|---|---|---|
| $O_2$ →$^rO_2$ | | $^rCO_2$→ $CO_2$ |
| | | $(C^{18}O_2/C^{16}O_2)$ |
| $H_2O$ →$^rw$ | | $^rH_2O$→ $H_2O$ |
| | | $(^2H_2{}^{18}O/^1H_2{}^{16}O)$ |
| 食物 →$^rfood$ | | $^re$→ 糞便 |

$^rO_2$ ：酸素摂取量(率)
$^rw$ ：水摂取量(率)
$^rfood$ ：食物摂取量(率)

$^rCO_2$ ：二酸化炭素排泄量(率)
$^rH_2O$ ：水分排泄量(率)
$^re$ ：糞便排泄量(率)

**図 1-7　二重標識水法の原理**
[樋口 満：健康・栄養科学シリーズ　基礎栄養学，第 6 版（柴田克己，合田敏尚 編），p.192，
南江堂，2020 より許諾を得て転載]

に限定した測定しか行えないが，食事摂取に関連したエネルギー代謝，特に栄養素のエネルギーとしての利用効率，つまり，あるものを食べたときに，そのエネルギーをどれくらい自分のエネルギーとして利用できるかというような，特定の条件下でのエネルギー消費量を測定したり，他の方法の妥当性を検討したりするのに利用されている．

## ② 二重標識水(DLW)法

二重標識水（doubly labeled water：DLW）法とは，水素と酸素の安定同位体である $^2H$ と $^{18}O$ の濃度を高めた試験用の水（DLW：$^2H_2{}^{18}O$）を用いてエネルギー消費量を測定する方法であり（**図 1-7**），現時点では日常生活におけるエネルギー消費量の測定方法のうち，もっとも正確であるとされている．DLW を体重あた

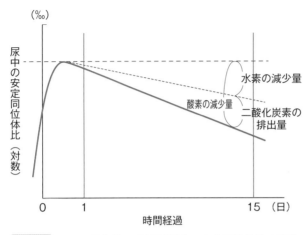

**図 1-8　DLW 投与後における尿中の安定同位体比の変化**
[田中茂穂：総論　エネルギー消費量とその測定方法．静脈経腸栄養
**24**(5)：1013-1019，2009 より許諾を得て転載]

り一定の割合で被験者に投与すると，数時間で体全体の水分（$^1H_2^{16}O$）とまんべ
んなく混ざり合い，その後，酸素は尿，汗および呼気中に水分（$^2H_2^{18}O$）と二酸
化炭素（$C^{18}O_2$）として体外に排出されるのに対して，水素は水分としてのみ排
出される．$^{18}O$ と $^2H$ の安定同位体濃度は DLW 投与後に上昇し，その後，指数関
数的に低下する．そこで，体の水分の一部（尿・唾液など）を採取して，同位体
比質量分析計を用いて $^{18}O$ と $^{16}O$ の存在比と，$^2H$ と $^1H$ の存在比を測定して対数
で表すと**図 1-8** に示したように減少する．このとき，$^2H$ より $^{18}O$ の減少量が大
きく，その差が二酸化炭素の排出量と推定できる．期間中の平均 RQ を用いて二
酸化炭素の排出量から酸素摂取量を求め，Weir の式（☞下記参照）を用いて 1
日の総エネルギー消費量（TEE）を求める．測定には 1 週間程度を要するが，
測定中に活動が制限されないというメリットがある．乳幼児や妊産婦，高齢者な
ど幅広い対象者の測定ができ，スポーツ選手同士がぶつかり合う危険性のあるス
ポーツ現場においても，この方法であれば精度高く TEE の評価が可能である．
しかし，測定期間中の活動ごとのエネルギー消費量を求められないこと，安定同
位体が高価で分析が簡単ではないというデメリットもあることから，主に研究に
おいて用いられている．

### ③ ダグラスバッグ法

　被験者に呼気ガス採取用のマスクを装着させ，100〜150 L の容量の密閉性の
高いダグラスバッグに呼気を一定時間採取し，呼気ガス量と呼気中の酸素濃度お
よび二酸化炭素濃度を測定し，**Weir の式**＊を用いてエネルギー消費量を算出す
る方法である．**図 1-9** のように仰臥位で行う基礎代謝量の測定に用いるだけで
なく，ダグラスバッグに呼気が集められるようにして活動することにより，さま
ざまな活動中のエネルギー消費量の測定も可能である．採気方法の確認や分析機

＊**Weir の式**：たんぱく質の
割合は比較的一定のため，
12.5％と仮定して，下記の
Weir の式によりエネルギー
消費量を算出する．
エネルギー消費量(kcal) ＝
3.9 ×酸素消費量(L) ＋ 1.1
×二酸化炭素産出量(L)
　また，酸素消費量と二酸
化炭素産出量の比（**表 1-1**
の非たんぱく質呼吸商）を求
め，0.82 であった場合，糖
質が 40.3％，脂肪が 59.7％
燃焼したことになる．その
ときの酸素 1 L あたりの熱
量は 4.825 kcal であり，酸
素消費量からその活動時に
消費したエネルギー量を算
出することもできる．

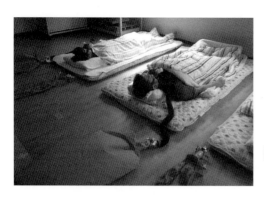

図 1-9　ダグラスバッグ法による基礎代謝量（仰臥位）の測定

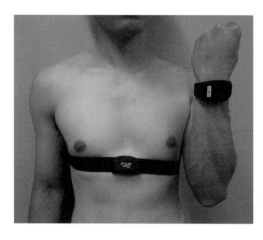

図 1-10　心拍計モニターおよびメモリ（腕時計型）の例

器の精度管理が適切に行われていれば，誤差は 3% 以内とされており，わが国では古くからダグラスバッグを用いた測定によりデータが蓄積されている．なお近年では，同様の酸素摂取量の測定にダグラスバッグで採気しない方法（ブレス・バイ・ブレス法など）でも測定が行われている．

### ④　心拍数法

　心拍数は運動強度が高まるにつれて増加し，中〜高強度運動においては酸素摂取量（エネルギー消費量）と正の相関関係を示す．したがって，運動中の心拍数をモニターすることにより，エネルギー消費量を推定することができる．心拍数法を用いる場合，最初に実験室において運動負荷試験を実施し，心拍数とエネルギー消費量との関係式（$VO_2$-HR 式）を求めておく必要がある．その後，図 1-10 のような小型の心拍計モニターおよびメモリ（腕時計型）を装着して運動し，関係式を用いて心拍数ごとのエネルギー消費量を求めて積算すれば，運動中のエネルギー消費量を求めることができる．最近では心拍数計（モニター）が手頃な値段で購入できることから，練習強度や練習量の把握のために市民ランナーやスポーツ選手が利用するケースもある．しかし，低強度の運動では心拍数とエネルギー消費量の相関関係が強くないため，日常生活におけるエネルギー消費量測定にはこの方法は向いていない．

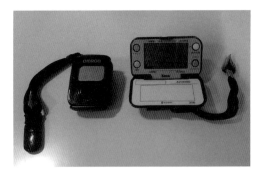

**図 1-11　加速度計の例**

## ⑤　加速度計法

　物体の加速度（速度の変化率）を計測する装置（加速度計）を装着して測定する方法である．加速度センサーでは物体の移動速度を直接計測することはできないが，それを持つ人が走り始めた（速度が上がった）ことや，走るのをやめて歩き始めた（速度が下がった）ことなどを判別し，活動状態の変化に伴う加速度を連続的に記録する．この加速度の大きさがエネルギー消費量と正の相関があることを利用した方法である．**図 1-11** に加速度計の例を示した．1 軸（上下軸）または 3 軸*（上下軸，前後軸，左右軸）のものがあり，市販されている大部分が腰部に装着するものであるが，最近では小型で携帯性の高い機器も発売されている．入浴中や睡眠中には外すことから，DLW 法と比較するとエネルギー消費量が過小評価される傾向がある．

**＊3 軸**：座位行動や低強度の身体活動の細かい動きが正確にとらえられる特徴がある．

## ⑥　要因加算法

　活動内容を本人または観察者が記録し（**図 1-12**），それぞれの活動のエネルギー消費量をメッツ値（METs）を用いて計算し，合算して 1 日あたりのエネルギー消費量を求める方法である．1 メッツは安静時の代謝量すなわち，体重 1 kg あたり・1 分あたり 3.5 mL の酸素消費量に相当する．酸素 1 L を消費した場合のエネルギー消費量を 5 kcal とみなし，活動ごとのエネルギー消費量を以下の式により算出することができる．

**ある活動のエネルギー消費量(kcal)＝活動のメッツ×体重(kg)×運動時間(h)**
**×1.05(kcal/kg/時)**

　測定機器や事前の測定を必要としないため，もっとも簡便な推定方法である．活動ごとのエネルギー消費量が算出できるというメリットはあるが，すべての活動や運動強度ごとのメッツ値が示されているわけではないので，評価誤差が大きいというデメリットは否めない．また，メッツ値は平均的な体格の者を対象として示されているため，体重が大きい者ではエネルギー消費量が過小評価されたり，運動の熟練度によってもエネルギー消費量は異なるため，算出された値はあくまで推定値であることを理解して使用する必要がある．なお，主な活動のメッツ値

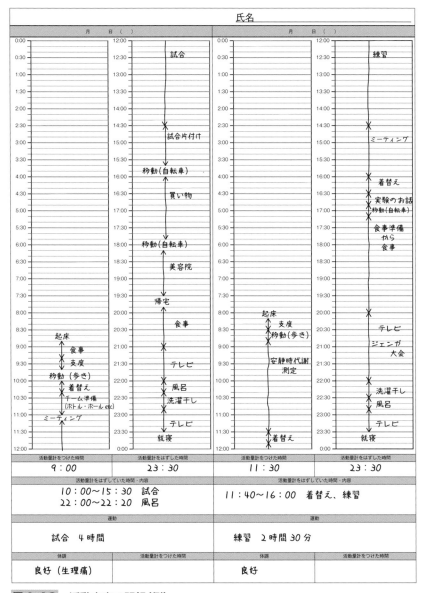

**図1-12　活動内容の記録(例)**

は付録の表（p.184, 185）を参照されたい.

# Ｅ　エネルギーバランスの評価と現場応用

　上述してきたように，安静時および運動時におけるエネルギー消費量を正確に評価することは容易なことではない．しかし，健康の維持・増進や体格の維持のためにはエネルギー代謝状態を把握し，エネルギー消費量に見合ったエネルギー量を食事から摂取するよう指導する必要がある．管理栄養士が食事管理を行うとき，食事摂取基準の活用や推定エネルギー必要量の算出を行うことが業務上求め

られるが，計算により簡便にエネルギー摂取量の目標値を導くのではなく，対象者の身体活動状況からエネルギー消費の状態を見積り，食事管理に活かしていくべきである．特にTEEが大きいスポーツ選手のような集団を対象とする場合，可能な限り個別にTEEを求める努力をしなくてはならない．

　食事記録や24時間思い出し法などの食事調査から求めたエネルギー摂取量は推定誤差が大きく，20〜30％も過小評価することがある．したがって，簡便な方法により求めたエネルギー消費量から食事調査によるエネルギー摂取量を差し引いて，安易にエネルギーバランスを評価することは，現実的ではない．体重，BMI（body mass index），身体組成の変化をモニタリングするなど，他のパラメータも合わせて総合的に評価を行うよう心がけることが肝要である．

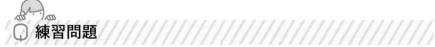

## 練習問題

**以下の問題について，正しいものには○，誤っているものには×をつけなさい．**

---

1. 1日の総エネルギー消費量は，基礎代謝量，食事誘発性熱産生および活動時代謝量の総和である．

2. 基礎代謝量の個人差の大部分は，一般人もスポーツ選手も除脂肪量としての違いにより説明がつく．

3. ホルモン状態や月経状況が変化しても，基礎代謝量が影響を受けることはほとんどない．

4. 日常生活におけるエネルギー消費量（NEAT）を増やせば，メタボリックシンドロームや糖尿病の発症予防につながる可能性がある．

5. 心臓，腎臓や肝臓は小さいので，1kgあたりのエネルギー代謝量も少ない．

6. エネルギー消費量の測定法のうち，メタボリックチャンバー法とDLW法は精度が高い方法である．

7. エネルギーバランスの評価はエネルギー消費量や摂取量の計算値のみではなく，体重や身体組成変化のモニタリングも合わせて実施する．

8. ある活動時の酸素摂取量と二酸化炭素産生量の比をみれば，その活動中の糖質と脂質の燃焼割合がわかる．

9. 加速度計法ではDLW法と比較するとエネルギー消費量を過大評価する傾向がある．

10. 安静時（1メッツ）では，体重1kgあたり・1分あたりの酸素消費量は3.5mLである．

---

📖 参考図書

・田口素子（編・著）：スポーツ栄養学—理論と実践—，p.8，市村出版，2022

# 第2章

# 運動と身体組成

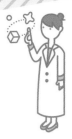

## この章で学ぶこと

・身体組成の測定意義や身体組成の構成要素について学ぶ

・体脂肪率の測定方法とその特徴について理解する

・身体組成の変化（特に体脂肪の分解・動員）に及ぼす運動の影響について理解する

## Key words

国民健康・栄養調査，肥満・やせ，体脂肪率の測定法，体脂肪燃焼のメカニズム，ウエイトコントロールと運動・栄養

## A 肥満とやせの判定

### 1 国民健康・栄養調査からみる国民の身体的特性

body mass index（BMI）は，体重（kg）を身長（m）の2乗で除して算出されるもので，エネルギーの消費量と摂取量のバランスが等しいと，体重変化，さらにはBMIも変化しないことからエネルギーバランスの指標として用いられる．健康な体格を維持するBMIの目標範囲は，

18～49歳　　18.5～24.9 kg/m$^2$

50～64歳　　20.0～24.9 kg/m$^2$

65～74歳　　21.5～24.9 kg/m$^2$

75歳以上　　21.5～24.9 kg/m$^2$

とされている．

2019（令和元）年国民健康・栄養調査の結果（**図2-1**）によると，20歳以上の肥満者（BMI≧25 kg/m$^2$）*の割合は男性33.0%，女性22.3%であり，この

＊ WHOの基準ではBMI≧30 kg/m$^2$を「肥満」と定義しているが，日本人は25 kg/m$^2$以上でも耐糖能障害，脂質異常症，高血圧などの合併症の発症頻度が高まることから，判定基準が引き下げられている．

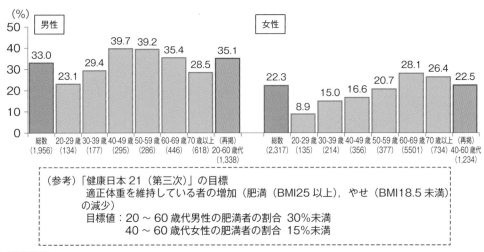

**図 2-1**　肥満者（BMI≧25 kg/m²）の割合（20 歳以上，性・年齢階級別）

※（　　）内は被験者人数

[厚生労働省：令和元年国民健康・栄養調査結果の概要 https://www.mhlw.go.jp/content/000711005.pdf（最終アクセス：2024 年 2 月 20 日）より引用]

10 年間で女性では有意な増減はみられないが，男性では平成 25 年から令和元年の間に有意に増加している．「健康日本 21（第三次）」では 20～60 歳代男性の肥満者を 30％未満に，40～60 歳代女性の肥満者を 15％未満にまで減少させるという目標を掲げている．しかし，男女ともに肥満者の割合が目標値を上回っているのが現状であり，男性は 3～4 人に 1 人，女性は 5 人に 1 人が肥満といえる．

　運動習慣のある者の割合は，男性で 33.4％，女性で 25.1％であり，この 10 年でみると男性では有意な変化はないが，女性では有意に減少している．男女ともに BMI が普通および肥満の者では運動習慣の改善について「関心はあるが改善するつもりはない」と回答した割合が最も高い．身体活動量の低下に伴うエネルギー消費量の低下は生活習慣病の増加につながると考えられる．そこで 40 歳以上で特定健康診査が義務づけられ，特定保健指導による運動と栄養指導が行われるなど，国をあげた対策も必要な状況となっている．

　一方，20 歳以上の**やせの者（BMI＜18.5 kg/m²）**の割合は男性 3.9％，女性で 11.5％であり，この 10 年間でみると，男女とも有意な増減はみられない．なお，20 歳代女性に限定すると，やせの者の割合は 20.7％と高値を示し，若年女性でやせ願望やダイエット志向が強いことがうかがえる．理想とするボディ・イメージが変化し，それを追い求めるあまり，誤った食行動をとり，骨格筋量や骨量の減少を引き起こしたり，体脂肪量の増加を招いたりするケースも報告されている．「健康日本 21（第三次）」では 20～30 歳代女性のやせの者の割合を 15％未満に減少させるという目標を掲げている．

　**図 2-2** に若年女性の BMI と体脂肪率の関係を示した．BMI が 25 kg/m² 以上かつ体脂肪率が 30％ 以上の者は明らかに肥満と判断できるが，BMI は適正範囲内であるにもかかわらず体脂肪率が高い者がみられ，そのような人は「隠れ肥満」と分類される．隠れ肥満となった者は体重あたりの酸素摂取量が低くなる，すな

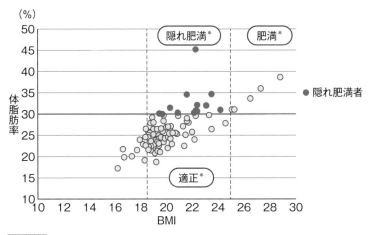

**図2-2** 若年女性におけるBMIと体脂肪率との関係

*は著者による加筆.
[西村沙矢香, 宮林沙季, 瀧井幸男:若年女性の隠れ肥満を形成する食行動と遺伝的要因の検討. 日本食生活学会誌 **21**(3):217-221, 2010 より許諾を得て改変し転載]

わちエネルギーを消費しにくい状況に陥ることになり, 健康障害を生じる可能性もある. 女性では男性と異なり, やせ（低栄養含む）と隠れ肥満の両方に注意する必要がある.

## ② 身体組成の内訳と身体組成測定の意義

BMIが同じであっても, 体重を構成する要素に違いがあることがしばしばある. 図2-2でBMIが目標範囲にある者の体脂肪率をみると18～45%の間に分布しており, 個人差が大きいことがわかる. 男性で身長170cm, 体重63kgの標準的な体格の場合には, BMIは21.8 kg/m$^2$と適正範囲内であるが, 体脂肪率が15%と25%の場合では, **除脂肪量**＊(fat-free mass：FFM)はそれぞれ53.6 kgと47.3 kgとなり, 6.3 kgも差があることになる.

FFMには内臓諸器官, 骨格筋, 骨や血液などの重要な組織が含まれ, 基礎代謝量の維持や運動能力と密接に関連している. FFMが低いと運動能力も低いことが予測できる. 体重が同じでも**体脂肪量**(fat mass：FM)が多ければ生活習慣病発症のリスクは大きくなる. また, FFM 6.3 kgの差は基礎代謝量に概算すると170 kcalの差に相当する.

このようにBMIのみでは判断しづらいことが, 身体組成のデータをみれば予測可能になる. したがって, 一般人であれスポーツ選手であれ, 健康の維持・増進やパフォーマンス向上とコンディショニングのためには体重やBMIのみでなく, 身体組成を定期的に測定し, その変化をみていく必要がある.

図2-3に体重の増減に伴い変化する身体組成の構成要素について示した. もっともシンプルな分類である**2成分モデル**（2コンパートメントモデル）では, 体重を脂肪量（FM）と脂肪以外の部分であるFFMに分類する. 近年では身体組成測定法の進歩によって, 2つの成分をさらに詳細に3～6成分に分類し（マル

＊**除脂肪量：**
除脂肪量(kg)＝体重(kg)
－体脂肪量(kg)＝体重(kg)
－[体重(kg)×体脂肪率(%)
/100]

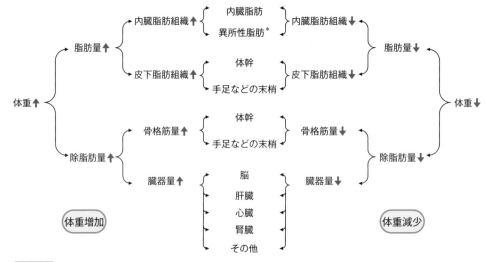

**図 2-3　体重の増減に伴い変化する身体組成の構成要素**

\* 異所性脂肪とは，肝臓や心臓，筋など脂肪組織以外に蓄積した脂肪を指す．本来内臓脂肪組織には含まないが，便宜上本図では内臓脂肪組織の欄に記している（著者加筆）.

[Müller MJ, Bosy-Westphal A, Later W, et al.: Functional body composition: insights into the regulation of energy metabolism and some clinical applications. *Eur J Clin Nutr* **63**：1045–1056, 2009 より引用]

チコンパートメントモデル），身体組成の変化を詳細に評価することができるようになった．

　ところで，スポーツ選手ではエネルギーバランスの変化の指標として BMI を用いることは適していない．スポーツ選手は日々のトレーニングにより骨格筋量が増加して体脂肪は少なくなるため，身体組成が一般人とは異なるからである．例えば，よくトレーニングされた柔道重量級選手（身長 190 cm, 体重 120 kg）では BMI は 30 kg/m$^2$ を超え，高身長が求められるバレーボール選手（身長 193 cm, 体重 72 kg）では 18.5 kg/m$^2$ を下回る．しかし，健康状態に異常が生じているわけではなく，パフォーマンスを発揮するために必要な体格であるといえる．このような特殊な集団では，身体組成のわずかな差がパフォーマンスに影響を及ぼすため，精度の高い方法で身体組成を定期的に評価することが望ましい．

##  身体組成の測定法

　身体組成の測定法には，原理や精度などが異なるさまざまな方法がある．測定を実施するにあたってはそれぞれの測定方法の特徴を理解し，目的に合った方法を選ぶ必要がある．

　これまで 2 成分モデルによる身体組成測定法のゴールドスタンダードとして用いられてきた代表的な測定方法は，水中体重秤量法である．しかし，被験者は水に潜らねばならず，精神的・肉体的負担は小さくないこと，測定装置や測定にかかる時間と費用の点などから，最近はあまり用いられなくなっている．そこで本章では，近年用いられている 5 つの主な方法について紹介する．

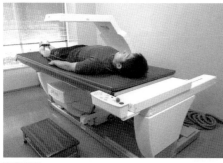
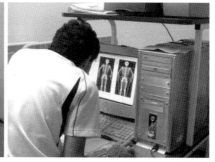

**図 2-4　DXA 法による身体組成測定風景**

身体組成のみでなく，骨塩量と骨密度の測定ができる．部位別の測定が可能であり，精度が高く多くの研究で用いられている．

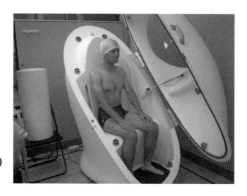

**図 2-5　空気置換法測定装置（BOD POD）による測定風景**

### ① 二重エネルギー X 線吸収法（dual energy X-ray absorptiometry：DXA）

　生体に 2 種類の異なる波長の X 線を透過することにより身体成分（脂肪，骨）の量を定量化する方法である．本来は骨量や骨密度の測定装置として考案され利用されてきたものであるが，近年では水中体重秤量法に替わる身体組成測定のゴールドスタンダードとして，多くの研究で用いられるようになった．全身の組織を脂肪，骨，除脂肪除骨量（除脂肪軟組織）の 3 つに分画し，その重量を算出することができる．図 2-4 に示したように仰臥位のまま 3 分程度で全身の測定ができるため，被験者の負担はほとんどない．

　DXA 法の長所は高い精度と再現性をもつことである．頭部，四肢と体幹を分けて評価するなどの部位別評価ができるほか，左右差を検出することも可能である．しかし，装置が高価であり，大型であるため持ち運びができない．また，微量ではあるが X 線を用いるため，使用に際して X 線取り扱い資格を有する験者が必要であり，妊娠中の女性の測定には適さない．

### ② 空気置換法（air displacement plethysmography：ADP）

　空気置換法（ADP）による測定装置は，現在図 2-5 に示した BOD POD（Life measurement Inc., USA）のみである．被験者は測定室内（主室）に入って座り，ドアを密閉すると機器内の基準スペース（副室）の気圧が変化する．その変化か

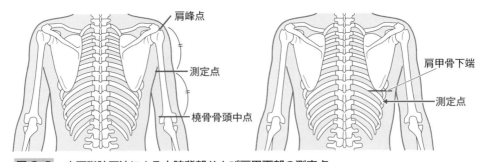

**図2-6　皮下脂肪厚法による上腕背部および肩甲下部の測定点**

正しい測定点を毎回同じようにつまめるよう，測定者側のトレーニングが必要．

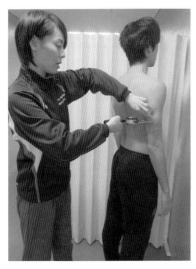

**図2-7　皮下脂肪厚（キャリパー）法による測定風景**

ら体容積と肺容量を推定し，それらの数値と実測体重から身体密度を求めることによって体脂肪率を推定する．これは FM と FFM に分けて測定する2コンパートメントモデルに基づいている．

　測定時には被験者は水着と水泳帽を着用し，余分な空気がないようにする．水中体重法のように被験者が水に入る必要がなく，測定時間は5～10分程度である．水中体重秤量法の値との間に高い相関関係が示されているが，室温や湿度，測定室のドアや窓の開閉による気圧の変化を受けやすいという短所がある．

### ③ 皮下脂肪厚法（skinfold thickness measurements：SF）

　場所を選ばず簡易的に測定できるフィールドレベルの方法である．従来使われている方法では，栄研式キャリパーを用いて肩甲骨下部と上腕背部（上腕三頭筋部）の皮下脂肪をつまみ，皮下脂肪の厚さを測定する．しかし，皮下脂肪厚はつまむ場所やつまみ方により大きな誤差を生じるため，測定にはトレーニングが必要である．**図2-6** に測定点を，**図2-7** に測定の様子を示した．

　上腕背部は肩峰点と橈骨骨頭中点の中間の位置の腕の後ろ側をつまむ．肩甲骨下部は肩甲骨下端の少し下を斜め45°の角度でつまむ．中高年には臍横部を足し

体密度（D）の予知式（19歳以上；長嶺・鈴木の式，1964）

男性　D＝1.0913−0.00116×X

女性　D＝1.0897−0.00133×X

Xには2部位の皮下脂肪厚（mm）の合計値を代入．

**体脂肪推定式**

Brozek の式（1963）：

体脂肪率(%)＝(4.570/D−4.142)×100

Siri の式（1961）：

体脂肪率(%)＝(4.95/D−4.50)×100

**図2-8** 体密度予知式と体脂肪推定式

て3点で推定することが一般的であるが，臍横部はつまみ方の誤差が大きくなるため，測定には注意を要する．また，臨床現場では簡易的な皮下脂肪測定器が用いられることもあるが，精度は高くないことを理解して評価をする．まず，2部位の皮下脂肪厚の合計値（X）を年齢別・性別の**体密度予知式**（**図2-8**）に代入して体密度を求める．次に，**体脂肪推定式**に体密度Dを代入して体脂肪率を算出する．体脂肪推定式にはBrozekらの式とSiriらの式が一般的に用いられている（**図2-8**）．除脂肪組織（1.10 g/cm³）に比べ脂肪の密度は低い（0.90 g/cm³）ため，体密度の低い人ほど体脂肪率が高く，体密度の高い人ほど体脂肪率は低くなる．

最近では国際キンアンソロポメトリー推進学会（International Society for the Advancement of Kinanthropometry：ASAK）が，細部にわたって国際的に標準化した皮下脂肪厚の測定方法を示しており，形態計測技術者の認定も行っている．

### ④ 生体電気インピーダンス法（bio-electrical impedance analysis：BIA）

身体に微弱な電流を流し，その際の抵抗値であるインピーダンスから人体を構成する成分を推定する方法である．筋肉や血管など水分の多い組織は電流が流れやすいが，水分をほとんど含まない脂肪組織は電気を通さないという性質を利用している．インピーダンスと体重や身長などから，機器ごとに搭載されている分析のアルゴリズム（回帰式）を用いて身体組成を推定する．DXA法などの精度が高い方法で得られた数値から導出された式を用いて間接的に体脂肪率の推定を行うため，二重間接法ともよばれている．さまざまな機器が販売されており，一例を**図2-9**に示した．

家庭用の体脂肪計のほとんどがBIA法によるものであり，誰にでも測定できるという利点はあるものの，体水分の日内変動や運動による発汗の影響を大きく受けるため，測定時間や測定体位などの測定条件を統一するように十分に配慮し

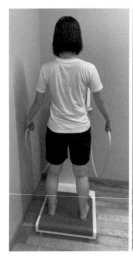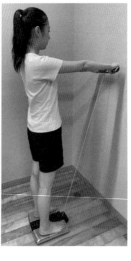

**図2-9　生体電気インピーダンス法による測定風景**

測定原理は同じでも，機種により測定体位が異なることがある.

なくてはならない．体水分量の変化が大きい運動直後，食後や飲酒後，入浴やサウナ後の測定は避け，食後2時間以上経ってから測定をすることが推奨されている．精度はやや低い測定法であるが，同じ条件で継続的に測定することで，個人内変動を評価するという使い方はできる.

　また，体脂肪率だけでなく「筋肉量」や「基礎代謝量」の値が同時に表示される機種もある．使用に際して管理栄養士・栄養士は，これらの値がどのようにして導かれたのかをよく理解しておくことが求められている.

### ◇ コラム　BIA法による測定データの扱い方

　健診センター，クリニック，スポーツクラブなどにおける栄養指導の多くの現場で，身体組成の測定機器としてBIA法による測定機器が導入されている．メーカーや機種によっても異なるが，体脂肪量や除脂肪量のみならず，筋肉量とそのスコア（指数）や内臓脂肪レベルの判定なども表示される．しかし，皆さんはデータがどのようにして求められているかを理解して使っているだろうか？

　生きている人間では筋肉量を実際に測定することはできない．測定のタイミングによっても値は変化する．「測定できます」と書かれていてもそれは実測値ではなく，推定値である．表示される「筋肉」の値には骨格筋のみならず，平滑筋や心筋，体水分も含まれており，骨格筋量そのものを示しているわけではない．内臓脂肪量も同様に直接測定されたものではなく，各社独自の推定方法により求めた値であり，スコアやレベル判定などはメーカー独自の基準である．したがって，これらはあくまで参考値である．これらの結果は測定対象者の身体組成状況のアセスメントには役立つものの，医学的診断においてはより精度の高い方法で測定して医師が判断するべきものもある.

　測定機器で測定をすればもっともらしい結果が表示される．しかし，管理栄養士・栄養士はデータがどのように導かれたかをきちんと理解したうえで正しく活用する必要がある.

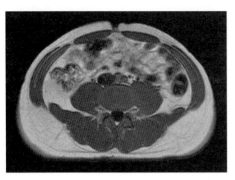

**図2-10 MRI法による腹部撮像写真の一例**

白くみえる部分が皮下脂肪と内臓脂肪.

### ⑤ 磁気共鳴画像法（magnetic resonance imaging system：MRI）

ヒトの身体組成評価において，コンピュータ断層撮影法（computed tomography：CT）やMRIが導入されたことは大きな進歩である．MRIは大きな磁石であり，体内の水素原子核（プロトン）の状態を調べることにより，その空間分布の状態を画像化して示す方法である．全身を多数の画像にスライスしてさまざまな組織の評価が可能である．**図2-10**に腹部画像の例を示した．

MRI画像から腹部の**内臓脂肪面積**を測定することで内臓脂肪蓄積状況を高い精度で評価することができる．内臓脂肪面積は全身の脂肪量と高い相関を示し，内臓脂肪が高いレベルにある肥満ではインスリン抵抗性を発症している場合が多い．このように，メタボリックシンドロームの診断に用いられるほか，近年では肝臓内の脂肪含有量の評価などにも用いられている．

## Ⓒ ウエイトコントロールと運動・栄養

### ① 国民健康・栄養調査からみる国民の運動習慣の現状

身体活動量が多い者や運動習慣のある者では，総死亡，虚血性心疾患，高血圧，糖尿病，肥満，骨粗鬆症，結腸がんなどの罹患率や死亡率が低いこと，また，身体活動や運動がメンタルヘルスや生活の質の改善に効果をもたらすことが認められている．高齢者においても，歩行など日常生活における身体活動に，寝たきりや死亡を減少させる効果があることが示されている．「習慣」とは日常生活の一部になり，継続して実施している行動様式を指す．

国民健康・栄養調査では，「運動習慣のある者」を「1回30分以上の運動を週2回以上実施し，1年以上継続している者」と定義づけて分類している．2019（令和元）年国民・健康栄養調査の結果では，運動習慣のある者の割合は男性で33.4％，女性で25.1％であり，この10年間でみると男性では有意な増減はなく，女性では有意に減少していることが報告されている．

「健康日本21（第三次）」では，運動習慣者の割合を20～64歳男女で30％，65歳以上男女で50％に増加させることが目標とされているものの，達成にはいたっ

ておらず，20〜50歳代の働き盛り層では運動をする時間が少ないこと，健康への関心が低いことなどが課題として挙げられている．また，過去の調査と比べて歩数が減っているということは，日常生活の活動量が減少していることを意味しており，身体活動量を増加させることの意義についての普及啓発を行う必要がある．

## 2. 脂肪細胞の新たな可能性

　脂肪の合成，蓄積，分解は脂肪細胞の中で行われている．脂肪細胞には通常の白色脂肪細胞（white adipose tissue：WAT）以外に，褐色脂肪細胞*（brown adipose tissue：BAT）という特殊な脂肪組織があり，首の周りや胸郭の大血管の周囲に存在している．白色脂肪細胞は脂肪細胞の大半を占めており，余ったエネルギーを脂肪として体内に蓄積する働きがある．白色脂肪細胞は，乳児期や思春期など限られた時期にのみ増加すると考えられていたが，思春期を過ぎても増加することがわかってきた．つまり，過剰なエネルギーをため込むために細胞自体の肥大化が起こるが，肥大には限界があり，肥大化で対応できなくなった場合には細胞の数を増やすことで対応している．また，肥満状態に関係なく脂肪細胞にも寿命があり，一定数（10%）の脂肪細胞が入れ替わっていることが最新の知見で明らかとなっている．

　一方，褐色脂肪細胞は小さな脂肪滴のまわりに多数のミトコンドリアをもち，脂肪を熱エネルギーに変換する役割をもつ．褐色脂肪細胞は寒冷刺激のような交感神経活動の活性化により活発に働くようになる．その結果，細胞内の脂肪滴が分解されて脂肪酸が遊離し，エネルギー源として利用されることになる．褐色脂肪細胞は乳児期に多く，成人になると消失すると考えられていたが，成人にも存在することが近年になり明らかとなっている．運動は白色脂肪細胞を減らす作用をもつが，運動刺激により褐色脂肪細胞を増やす効果があるという研究結果も報告されている．また，食品成分による影響も検討されており，運動と食事の組み合わせによる新たな肥満予防法の開発が期待されている．

> ＊褐色脂肪細胞：いわゆる体脂肪の白色脂肪細胞に対して，褐色（茶色）の脂肪細胞．ヒトでは新生児で多く，加齢に伴い少なくなる．低温環境下での熱産生に有効に働く．

## 3. 脂質分解・動員と運動強度

　強度の異なる運動を実施した場合，エネルギー源となる栄養素が分解されて使われる割合は異なる．安静時，軽い身体活動（25%$\dot{V}o_2$max*）では脂質の分解・動員割合は大きいが，エネルギー消費量はさほど多くない．中強度運動（65%$\dot{V}o_2$max）では脂質の分解・動員割合は55%と高く，エネルギー消費量も高まる．一方，高強度運動（85%$\dot{V}o_2$max）では消費エネルギー量は高く，エネルギー基質は糖質に依存するようになる．長時間継続可能な持久性運動では瞬発系運動と比較して脂質の分解・動員割合は高くなる．このように，脂質と糖質の分解・動員度合いは運動強度と持続時間に依存することが明らかとなっている．

　脂肪細胞には20%の水分と数%のたんぱく質が含まれることから，体脂肪組

> ＊$\dot{V}o_2$max：最大酸素摂取量（maximal oxygen consumption：$\dot{V}o_2$max）とは，漸増運動により測定された酸素消費の最大量のことをいう．最大酸素摂取量は有酸素運動能力を反映し，長時間の最大努力下での持久力を決める重要な要素である．（☞第3章参照）

織1gのエネルギー量は9kcalではなく,約7kcalである.したがって,1kgの体脂肪組織に含まれるエネルギー量はおよそ7,000kcal程度ということになる.身体組成を測定すれば,どのような運動をどのくらいの期間行えば,どれだけ体重(体脂肪)を減らせるか,具体的な目標設定をすることが可能となる.例えば,運動により1日あたり350kcalのエネルギーを消費した場合,理論的には20日(7,000÷350)で1kgの脂肪組織を減らすことができるはずである.

#### ④ 運動と食事の併用による身体組成変化への効果

　減量を行う際には,FFMを減らさずにFMを減らすことを目標とする.第1章で説明したとおり,FFMは骨格筋や内臓諸器官などを含み,代謝活性が高い組織である.したがって,減量によりFFMが減少すると,基礎代謝量の低下につながり,やせにくくなることも考えられる.

　スポーツ選手は一般人と比較して極端な絶食や減食をベースとした特殊な減量方法を用いたり,サプリメント類を多用した誤った方法を用いたりすることもあるが,結果としてどのような身体組成の変化があったかをきちんと評価すべきである.

　エネルギーの摂取量と消費量のどちらも低い状態が続くと,エネルギー過剰ではないのに将来体脂肪を増加させるリスクが高まることが報告されている.特に高齢者において,FFMは減少しFMは増加するという悪循環に陥った状態は**サルコペニア**\*肥満とよばれ,近年問題視されるようになっている.不活発な生活スタイルや栄養不足の継続により身体組成と代謝的な変化が引き起こされることが一因と考えられるため,減量を行う際には生活習慣全体を見直すことが重要である.

　減量の方法として,食事を減らす,運動を増やす,食事制限と運動を併用するという3つの方法がある.運動と食事による減量効果を検討した最近の**システマティック・レビューとメタアナリシス**\*によれば,運動と食事の併用による方法は,食事単独および運動単独と比較してもっとも大きな減量効果がみられたことが報告されている.運動によりFFMが維持され,かつエネルギー消費量が増大することから,結果としてFMの減少による体重減少が実現できることが明らかとなっている.食事によるエネルギー制限でも短期的な減量は可能であるが,長期にわたるウエイトコントロールの効果は**食事と運動の併用**がもっとも優れている.

　運動や食事調整は生活環境や性別,個人の状況などによっても実施方法が大きく異なる.したがって管理栄養士・栄養士は,適切に身体組成を変化させるためには,食事単独の指導では限界があることを理解し,個々人の身体組成をモニタリングしながら運動による相乗効果も得られるように指導を行うことが望ましい.

\*サルコペニア:加齢に伴い筋量と筋力が低下した状態.

\*システマティック・レビューとメタアナリシス:システマティック・レビュー(systematic review)とは,文献をくまなく調査し,ランダム化比較試験(randomized controlled trial:RCT)のような質の高い研究のデータを,出版バイアスのようなデータの偏りを限りなく除き,分析を行うことである.メタアナリシス(meta-analysis)とは,過去に独立して行われた複数の臨床研究のデータを収集・統合し,統計的方法を用いて解析した系統的総説のことである.

## ⬡ コラム　運動によるエネルギー消費増大以外の効果

　第1章で説明したように，私たちの体重は，主にエネルギー摂取量と消費量のバランスによって決まる．したがって，肥満を予防もしくは解消しようとした場合には，エネルギー摂取量を少なくするか，もしくはエネルギー消費量を増やす必要がある．運動はエネルギー消費量を高めることから，肥満の予防・解消に効果的であるといわれている．しかしながら，体重60kgの人が1時間ジョギングを行った場合のエネルギー消費量は，約440kcalとなる（☞第1章D-6要因加算法を参照）．脂肪組織1gに含まれるエネルギー量が約7kcalなので，ジョギングを1時間行うことで消費されるエネルギー組織量は，単純計算で脂肪組織約60g程度とわずかである（さらに，脂肪組織1kgに含まれるエネルギー量を消費しようとした場合には，16時間のジョギングが必要になる！）．普段運動を行っていない人にとって，ジョギングを1時間行うことはとてもむずかしいことであり，その結果得られる効果が脂肪組織60g程度となると，運動を行うことの費用対効果が少なく感じられるかもしれない．また，運動をがんばったご褒美と称してケーキなどを食べた場合には，あっという間に運動によるエネルギー消費量の増大効果が打ち消されてしまうことになる．

　以上のように，運動で脂肪を減らそうと考えると，とてもむずかしいことのように思える．しかしながら，これは運動のもつさまざまな効果の一面にしか目を向けていないことになる．運動を行うことで，私たちの身体は，体脂肪が減るだけではなく，より健康的な方向へ適応していく．ジョギングを行えば，心血管系機能が高まるだけではなく，骨格筋においては糖輸送体GLUT4やミトコンドリアが増加し，代謝機能が向上する．このことは心疾患や糖尿病をはじめとする代謝性疾患の予防につながる．また，骨にも物理的な刺激が加わり，骨密度が高まり，骨粗鬆症になるリスクが減少する．さらに，筋力トレーニングを行えば，骨格筋量および筋力が増大し，より活動的な生活やサルコペニア・寝たきりの予防につながる．最近では，運動を行うと骨格筋から「マイオカイン」とよばれるさまざまな生理活性物質が放出されることも明らかとなっている．このマイオカインの中には，がんや認知症に対する予防効果や白色脂肪細胞を褐色脂肪細胞へと変える効果をもつものが存在するといわれている．

　このように運動を行うことは，単にエネルギー消費量を増やし，体脂肪を減らすということだけではなく，全身の諸器官に対してさまざまな好ましい効果をもたらす．最近では，運動ではなく食事を我慢し，エネルギー摂取量を減らすことで体脂肪を減らそうとする人も多く存在する．しかしながら，このような多岐にわたる運動の効果は，食事制限によってやせたとしても得られるものではない．単に体重・体脂肪の増減のためだけではなく，運動にはこのようなさまざまな効果があることを忘れずに，楽しく運動を実施してほしい．

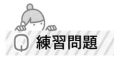

## 練習問題

以下の問題について，正しいものには○，誤っているものには×をつけなさい．

1. 日本人の食事摂取基準（2020 年版）では，エネルギー収支バランスを示す指標として BMI が用いられている．

2. 近年の食習慣の変化は，国民の身体的特性（肥満ややせの者の割合）に影響を及ぼしている．

3. BMI が適正範囲であれば，身体組成の評価は不要である．

4. 身体組成の 2 成分モデルでは，体重から体脂肪量を差し引いて除脂肪量を求める．

5. 体重が同じなら，体脂肪量に関係なく生活習慣病発症のリスクも同様である．

6. もっとも精度が高い身体組成の測定方法は，生体電気インピーダンス法である．

7. 近年，日常生活における活動量や歩数が減っており，身体活動量増加の意義について普及啓発が必要である．

8. エネルギー源栄養素の分解・動員割合は，運動強度が異なる場合でも一定である．

9. 運動と食事の併用による減量を行うと，除脂肪量の減少を抑える効果が期待できる．

10. サルコペニア肥満は栄養過多の継続により引き起こされる身体組成の変化を指す．

# 第3章

# 運動と呼吸・循環器系の機能

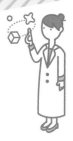

## この章で学ぶこと

- 呼吸・循環器系を構成する各器官・組織の基本的な仕組みについて学ぶ
- 運動時に呼吸・循環器系機能の働きが高まる仕組みについて学ぶ
- 呼吸・循環器系機能の評価指標の1つである最大酸素摂取量について学ぶ

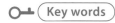

**Key words**

運動時の呼吸応答，運動時の循環応答，運動負荷試験・評価法

## A 呼吸・循環器系機能の仕組み

　ヒトにとって，呼吸および循環器系は重要な機能の1つである．両者は酸素（$O_2$）や栄養素を身体全体に運搬し，代謝によってできた二酸化炭素（$CO_2$）や代謝産物を除去する役割を担っている．成人では1分間あたり約200〜250 mLの $O_2$ を取り込んでいる．体内に貯蔵可能な $O_2$ の最大量は，おおよそ1,000 mLである．したがって，呼吸・循環器系機能が停止してしまうと，約4〜5分間で体内の $O_2$ が欠乏してしまうことになる．

### 1 呼吸系機能の仕組み

### a 肺容量の分画

　1回の呼吸によって換気されるガスの量を **1回換気量** という（**図3-1**）．安静時の1回換気量は約0.5 Lであり，また1分間に15〜16回の呼吸を行うので，1分間に7.5〜8.0 Lの換気を行うことになる．このように1回換気量と呼吸数の積から求められる1分間あたりの換気量を **毎分換気量** という．

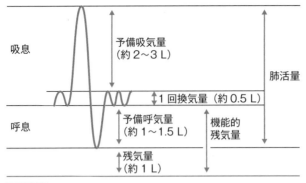

**図 3-1** 肺容量の分画

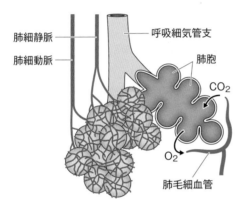

**図 3-2** 肺胞の構造

　安静時の呼吸からさらに深く息を吸うと，約3Lの空気を取り入れることができる．この気体量を**予備吸気量**とよぶ．一方，安静時に息を吐きだしたところから，さらに呼息を続けた場合，それによって呼出される気体量は約1.5Lであり，これを**予備呼気量**とよぶ．予備吸気量と1回換気量および予備呼気量の和を**肺活量**という．

　肺から十分に息を吐きだしたとしても，肺にはまだ空気が残っている．この気体量は約1L程度であり，これを**残気量**とよぶ．残気量と予備呼気量とを合わせて**機能的残気量**という．このように呼気時でも肺内に気体がまだ残っていることで，呼気時に肺胞内へ血液が流入してきても，ガス交換ができるようになる．

### b 肺でのガス交換

　口や鼻から取り込まれた空気は，気管を通り体内へと送られる．気管は途中で2つの気管支に分かれ，左右の肺へとつながる．これらはさらに何度も分岐し，最後は直径が最大0.3mmほどの袋状の器官で終わる．この袋状の器官は**肺胞**とよばれ，ここで網のようにからみついている毛細血管を介して$O_2$と$CO_2$の交換が行われる（**図3-2**）．

　各々の気体がつくりだす圧力のことを分圧といい，それぞれの気体の割合に比

A. 肺胞でのガス交換

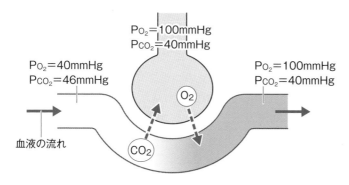

B. 組織でのガス交換

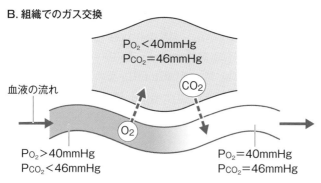

図 3-3　肺胞（A）と組織（B）における酸素（$O_2$）と二酸化炭素（$CO_2$）の受け渡し（ガス交換）

例する．平地での大気圧は 760 mmHg であり，$O_2$ と $CO_2$ の分圧（$P_{O_2}$ と $P_{CO_2}$ と表記される）は，それぞれの濃度（21%と 0.03%）との積，すなわち約 160 mmHg と 0.2 mmHg になる．肺胞内においては，さまざまな要因の影響を受け，$P_{O_2}$ と $P_{CO_2}$ は，最終的にそれぞれ 100 mmHg と 40 mmHg になる．一方，肺胞を取り囲む血液中の $P_{O_2}$ と $P_{CO_2}$ はそれぞれ 40 mmHg と 46 mmHg である．ここで，$O_2$ と $CO_2$ は，それぞれの分圧の高いほうから低いほうへと（$O_2$ は肺胞ガスから血液へ，$CO_2$ は血液から肺胞ガスへと）移動する（**図 3-3**）．

　肺の毛細血管を流れる血液が肺胞と接触する時間は，安静時でも約 0.8 秒であり，血液の流れ（血流）が速くなる最大運動時などにおいては～0.4 秒程度であるといわれている．このようなきわめて短い時間の間に肺胞内と毛細血管内の血液の間でガス交換が行われる．ガス交換が行われた後の血液中の $P_{O_2}$ は 40 mmHg から 100 mmHg に上昇する．このようにして $O_2$ を多く含んだ血液が循環器系の働きによって全身に運ばれる．

### c　血液によるガスの運搬と組織でのガス交換

　血中で運搬される $O_2$ には，血液に溶解するもの（溶解 $O_2$）と，**ヘモグロビン**に結合するもの（ヘモグロビン $O_2$）の 2 種類がある．前者に関しては，血液の分圧に比例して溶解するが，$P_{O_2}$ が 100 mmHg の場合でも，100 mL の血液中に

約 0.3 mL の $O_2$ が溶解するだけである．これだけでは全身の酸素需要を満たすことはできない．

一方，1 mol のヘモグロビン（分子量：64,500）には，4 mol の $O_2$（気体 1 mol = 22.4 L なので，89.6 L）が結合できるので，ヘモグロビン 1 g に 1.39 mL の $O_2$ が結合する計算になる．通常，血液 100 mL 中には 14～16 g のヘモグロビンが存在する．$O_2$ と結合しているヘモグロビンの割合を**酸素飽和度**といい，すべてのヘモグロビンが $O_2$ と結合している場合を 100 ％とする．$P_{O_2}$ が 100 mmHg の場合のヘモグロビンの酸素飽和度は約 97 ％である．したがって，ヘモグロビン $O_2$ の量は，動脈であれば血液 100 mL あたりおよそ 20 mL となる．

ヘモグロビンと $O_2$ の結合は，単純に $P_{O_2}$ に比例して直線的に増えるのではなく，**図 3-4** のような S 字型の曲線（**酸素解離曲線**）を描く．横軸は $P_{O_2}$ を，縦軸の目盛はヘモグロビンの酸素飽和度を示している．肺胞の $P_{O_2}$ は 100 mmHg なので，肺胞ではヘモグロビンの 97 ％が $O_2$ と結合し，その後，動脈を通って末梢組織へ運搬される．組織の毛細血管では，$P_{O_2}$ が約 40 mmHg，$P_{CO_2}$ が 46 mmHg なので，**図 3-4** から酸素飽和度は約 70 ％に低下することがわかる．すなわち，運搬してきた $O_2$ のうち 30 ％はヘモグロビンと結合することができなくなり，末梢組織における毛細血管の中で放出され，組織へ取り込まれる．

ヘモグロビンの酸素解離曲線が S 字型を示すことで，以下のような利点が得られる．まず 1 つ目は，解離曲線の右上部分が平坦なので，肺胞内の $P_{O_2}$ が多少低下しても肺胞および動脈血の酸素飽和度が大きく変わらないことである．これは，空気中の $O_2$ 濃度が多少減っても，大部分のヘモグロビンが $O_2$ と結合することができ，末梢への $O_2$ の運搬が確保できることを意味する．2 つ目は，曲線の傾きがもっとも大きくなるところが，組織の $P_{O_2}$ 付近 = 40 mmHg 前後の範囲であることが挙げられる．ある組織で代謝が亢進して $P_{O_2}$ が低下すると，ヘモグロビンの酸素飽和度が急激に低下すること，つまりヘモグロビンからの $O_2$ の放出が増加することを意味する．したがって，$O_2$ が低下した部位へ，より多くの

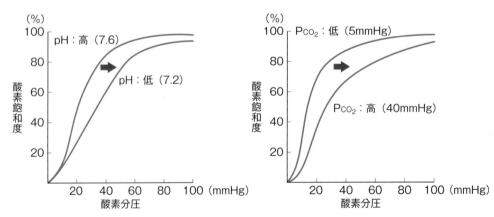

**図 3-4　酸素解離曲線とボーア効果**

酸素解離曲線は S 字型をしている．pH の低下，二酸化炭素分圧の上昇などにより，酸素解離曲線は右に移動する．その結果，同じ酸素分圧でもより多くの酸素がヘモグロビンから組織へと放出される．

$O_2$ を供給することが可能になる.

ヘモグロビンの酸素解離曲線の位置は，pH，$P_{CO_2}$ および体温の上昇に伴って右に移動する **(図3-4)**．このことは，$P_{O_2}$ が同じ 40 mmHg 周辺であっても，ヘモグロビンの酸素飽和度がこれらの変化により低下しやすくなること（より多くの $O_2$ がヘモグロビンから放出されること）を意味する．これを**ボーア効果**とよぶ．運動中の筋肉では，$CO_2$ の産生で $P_{CO_2}$ が増加するとともに，代謝反応の過程で $H^+$ が放出されて pH が下がる．また，筋収縮によって熱が発せられて組織の温度が高くなる．つまり，運動中に動員された骨格筋組織ではボーア効果が生じ，より多くの $O_2$ がヘモグロビンから放出され，組織に供給されることになる．

末梢組織から放出された $CO_2$ はどのように肺胞まで運ばれるのであろうか．動脈で 40 mmHg 程度であった $P_{CO_2}$ は，静脈では組織から $CO_2$ が放出されることで 46 mmHg 程度に上昇する **(図3-3)**．$CO_2$ は，赤血球中の酵素［炭酸脱水（素）酵素］の働きにより水と反応する（$CO_2 + H_2O \rightarrow HCO_3^- + H^+$）．その結果，重炭酸イオン（$HCO_3^-$）へと変換され，血中を移動する．肺にたどり着くと，逆の反応が生じ（$CO_2$ と $H_2O$ に再び戻され），$CO_2$ は体外に排出される．

## ② 循環器系機能の仕組み

### a 心 臓

上記のように，$O_2$, $CO_2$ さらには栄養素や代謝産物なども血液によって運ばれる．血液の循環において，ポンプの役割を担っているのが心臓である．心臓は4個の部屋（2つの心房と2つの心室）に分かれている **(図3-5)**．心臓を収縮させる信号の発生源は右心房にある**洞房結節(洞結節)**である．ここにはペースメーカー細胞が存在し，心臓の自律的な収縮活動の発生源となっている．洞房結節には，**交感神経と副交感(迷走)神経**からの入力がある．心臓の拍動の変化は，これらの自律神経からの入力によって，ペースメーカー細胞の興奮状態が変化することで生じている．洞房結節で生じた興奮は，心房と心室の間にある房室結節を興奮させる．興奮はさらにヒス束を経由して左右に分岐し，最終的に心室に広く分

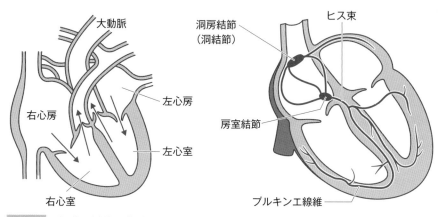

**図3-5** 心臓と刺激伝導系の構造

布する**プルキンエ線維**を興奮させる．一連の興奮の伝播システムを**刺激伝導系**とよぶ．この刺激伝導系によって，心房筋がまず収縮し，血液が心房から心室へ駆出されるのを待ってから心室が収縮するというリズムが形成される．

　全身を循環し，$P_{O_2}$ が低下し，$P_{CO_2}$ が上昇した静脈血は右心房に入り，右心室に送られる．右心室をでた血液は肺へつながる肺動脈を通り，肺に達する．肺胞と血液の間でガス交換が行われ，酸素を多く含んだ血液が左心室へと循環する．左心室に送られた血液は，その強い収縮力によって，全身へと送り出される．

　心臓の拍動数のことを**心拍数**といい，通常1分間あたりの拍動数で表される．また，心臓1回の拍動で送り出される血液量のことを**1回拍出量**という．1分間に心臓が送り出す血液の量は**心拍出量**とよばれ，1回拍出量と心拍数の積で求められる．安静時では，心拍数は 60〜80 拍/分，1回拍出量は 70〜80 mL である．したがって，心拍出量はおおよそ5Lである．

### b　血管系

　全身に張り巡らされている血管は大きく2つに分類される．心臓からでてくる血液を運ぶものを動脈，組織から心臓に戻る血液を運ぶものを静脈という．動脈は，いくつにも枝分かれして徐々に細くなっていく．筋に達する頃の直径は，〜30 $\mu$m ほどであり，この太さの血管を細動脈という．細動脈は，さらに細い血管（毛細血管）へと分岐し，これらは筋線維（筋細胞）をはじめとする細胞の間を縫うように走っている．毛細血管の内径は 6〜8 $\mu$m で，赤血球1個が通れるほどの太さである．この毛細血管が筋線維との間で物質交換（$O_2$ の供給，代謝産物の除去）を行い，また筋収縮で発生した熱を奪う役割を果たしている．

## **B**　運動時の呼吸・循環器系調節

### 1 **換気量の調節**

　運動時には1回換気量と呼吸数の両方が増加し，換気量は成人男性でおよそ100〜120 L，女性で 80〜100 L 程度にまで増加する（最大換気量は体格によって規定され，トレーニングを行ってもほとんど変化しない）．このような運動時の換気量の増加はどのようなメカニズムによって調節されているのだろうか．

　普段，特に意識することなく呼吸を行っているが，この呼吸の調節を担っているのは，延髄に存在する**呼吸中枢**である（図3-6）．呼吸中枢には各受容器と大脳からの入力があり，それらが統合された結果，横隔膜や肋間筋が収縮され，換気量が変化する．運動開始時には，大脳皮質運動野から発せられた筋を動かそうとする信号（インパルス）が，筋へ伝達する途中で呼吸中枢も刺激する．その結果，運動開始直後に換気量が速やかに増加する．この経路を**セントラルコマンド**とよぶ．運動中には，活動筋の収縮や関節の動きを感知する**機械受容器**からの信号も呼吸中枢へ伝わり，運動強度に見合った量の $O_2$ を体内に取り込めるように，

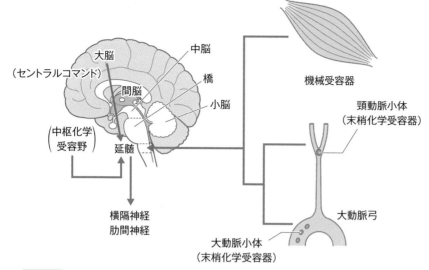

**図 3-6　呼吸の調節機構**

中枢および末梢の化学受容器で二酸化炭素および酸素分圧の変化が感知され，その信号が延髄の呼吸中枢へと送られる．運動開始時には大脳運動野から呼吸中枢へと信号が送られる（セントラルコマンド）．その結果，呼吸中枢から，横隔膜や肋間筋へと指令が送られ，呼吸運動が調節される．

換気量を増加させる．

　また，延髄には**中枢化学受容野**が存在している．これは，動脈血のわずか数 mmHg の $P_{CO_2}$ の増加を感知し，換気量を増やす機能をもっている．一方，$O_2$ はヒトにとって重要であるにもかかわらず，短時間ならば動脈血中の $P_{O_2}$ が正常値の 100 mmHg から 60 mmHg 程度にまで大幅に低下しない限り，呼吸は大きく変化しない．このような大きな $O_2$ の低下（低酸素刺激）は主に頸動脈小体や大動脈小体の**末梢化学受容器**を刺激して換気を増加させる．この経路は，高地などにおいて換気が増加する際に機能している．

## ②　心拍出量の調節

　運動を行うと，組織に対してより多くの $O_2$ を運搬するために心拍出量が増加する．運動強度の増加に伴い，心拍数はほぼ直線的に増加し，最大 180〜200 拍/分に達する．一方，1 回拍出量は 110〜120 mL までは増加するが，それ以上は増加しない（**図 3-7**）．

　運動時には，心臓副交感（迷走）神経活動が抑制されること，および心臓交感神経活動が亢進することで，洞房結節の興奮が高まり，心拍数が増大する．副腎髄質から分泌される**カテコールアミン**（アドレナリンとノルアドレナリン）も心拍数の増大に関与している．

　このような運動時における心臓交感神経活動の亢進と血中カテコールアミン濃度の上昇は，左心室の収縮力も高め，1 回拍出量を増加させる．また，リズミカルな運動を行った場合，静脈から心臓へ戻ってくる血液量（静脈還流量）が増大

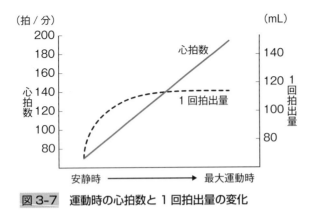

**図 3-7** 運動時の心拍数と1回拍出量の変化

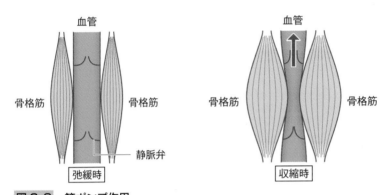

**図 3-8** 筋ポンプ作用

筋弛緩時に静脈にたまった血液が，筋収縮時に心臓方向へ押し戻される．

し，このことも1回拍出量の増加に貢献している．静脈還流量の増大は，運動時の筋交感神経活動の興奮によって末梢血管が収縮すること（末梢に血液がたまらないように，血管を細く閉めてしまう）と活動筋の収縮による**筋ポンプ作用**によって生じる．筋ポンプ作用とは，骨格筋がリズミカルに収縮することで，静脈にたまっている血液が押し戻される作用のことであり（図3-8），ウシの乳搾りに似ていることから別名「ミルキングアクション」ともよばれている．

　このような心臓交感神経活動の亢進と迷走神経活動の抑制はどのようにして生じるのであろうか．これらの神経活動を調節する**循環中枢**も，呼吸中枢と同様に延髄に存在している（図3-6）．この循環中枢も，大脳からのセントラルコマンド，末梢組織に存在する化学受容器（筋の代謝産物の濃度変化を感知する受容器），さらには機械受容器からの入力によって活性化される．

　運動時にはこのようにして循環器系の機能が亢進する一方で，それが亢進しすぎるのを防ぐ機構もある．大動脈および頸動脈に存在する**圧受容器**は，心臓の働きが活発になり，血圧が上昇したのを感知し，循環中枢に信号を送る．それにより，迷走神経を活性化し，心拍数の増加を抑え，心臓の過活動を予防する役割を担っている．

### ③ 血流再分配

　運動時には心拍出量が増大することに加えて，末梢組織においては，非活動筋への血流を減らし，活動筋へ多くの血液を配分しようという応答が生じる．これを運動時の**血流再分配**という．骨格筋への血液の供給量は，安静時では全体の20%程度であるのに対して，低強度運動時では50%程度となり，さらに最大運動時においては90%程度にまで増加する．

　このように運動時において活動筋への血液配分が増大するのに対して，肝臓，腎臓，腸などの内臓へ供給される血液量は安静時の50%から数%程度にまで減少する．つまり，内臓へ配分されていた血液が活動筋へ移行することになる．このような血液の再分配には交感神経活動が関与している．運動強度の増加に伴い，血管周囲に張り巡らされている交感神経活動が亢進し，血管を収縮させる．活動筋においても同様に筋交感神経活動が亢進する．その一方で，活動筋では血管を弛緩・拡張させる物質が放出されるため，血管が拡張し，活動筋への血流が増大する．

## C 呼吸・循環器系機能の指標

### ① 最大酸素摂取量

　生体は，呼吸中枢や循環中枢などの働きによって，組織で必要とされる酸素を的確に把握し，それに見合った量の酸素を体内に取り込んでいる．1分間に生体が取り込む酸素の量を**酸素摂取量**［$\dot{V}_{O_2}$（V は volume〈容量〉の記号で，$\dot{V}$ の上の点〈ドット〉は単位時あたりを意味する）］という．

　運動強度を徐々に増加させながら $\dot{V}_{O_2}$ を測定すると，あるところまでは運動強度の増加とともに $\dot{V}_{O_2}$ はほぼ直線的に増加する．しかし，$\dot{V}_{O_2}$ の増加はどこまでも続くのではなく，やがて頭打ちになる（レベリングオフもしくはプラトーという）．この $\dot{V}_{O_2}$ の最大値を**最大酸素摂取量（$\dot{V}_{O_2}$max）**という（**図3-9**）．この $\dot{V}_{O_2}$max は，呼吸・循環器系機能の能力を示す指標の1つとして測定されている．$\dot{V}_{O_2}$max は絶対値（L/分，mL/分）で表す場合と，体重や除脂肪量あたりの相対値（mL/kg 体重/分や mL/kg FFM/分）で表す場合がある．相対的な表示法は，体格の違いがある人を比較したい場合に有効である．

　体重あたりの $\dot{V}_{O_2}$max は，青年期の男子では 35〜45 mL/kg 体重/分，女性では 30〜40 mL/kg 体重/分程度である．一方，低〜中強度の運動を長時間にわたって行う**持久系トレーニングやインターバルトレーニング**\*などによって，$\dot{V}_{O_2}$max が高まることが知られている．**表3-1**に示すように，一流スポーツ選手の中でも持久系競技（運動時間が長時間にわたる競技）の選手では $\dot{V}_{O_2}$max が高くなる．特にマラソン選手では 70 mL/kg 体重/分を超えることがあり，$\dot{V}_{O_2}$max は全身の持久的な運動能力を示す有用な指標の1つとなっている．

**＊インターバルトレーニング：** 休息（完全に休むのではなく，ジョギングなどの軽い運動を行いながらの休息）を間に挟みながら，強度の高い運動を繰り返すトレーニング方法．

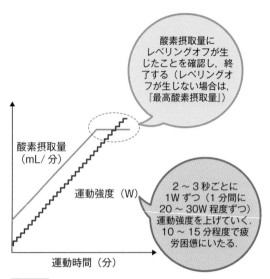

**図 3-9** 自転車エルゴメーターを用いた漸増負荷法による最大酸素摂取量の測定の例

**表 3-1** スポーツ選手の最大酸素摂取量

| スポーツ種目 | 年齢(歳) | 男性 | 女性 |
|---|---|---|---|
| 野球/ソフト | 18~32 | 48~56 | 52~57 |
| バスケットボール | 18~30 | 40~60 | 43~60 |
| 自転車 | 18~26 | 62~74 | 47~57 |
| カヌー | 22~28 | 55~67 | 48~52 |
| アメフト | 20~36 | 42~60 | — |
| 体操 | 18~22 | 52~58 | 36~50 |
| アイスホッケー | 10~30 | 50~63 | — |
| 馬術 | 20~40 | 50~60 | — |
| オリエンテーリング | 20~60 | 47~53 | 46~60 |
| ラケットボール | 20~35 | 55~62 | 50~60 |
| ボート | 20~35 | 60~72 | 58~65 |
| スキー | | | |
| 　アルペン | 18~30 | 57~68 | 50~55 |
| 　クロスカントリー | 20~28 | 65~94 | 60~75 |
| スキージャンプ | 18~24 | 58~63 | — |
| サッカー | 22~28 | 54~64 | — |
| スピードスケート | 18~24 | 56~73 | 44~55 |
| 水泳 | 10~25 | 50~70 | 40~60 |
| 陸上競技 | | | |
| 　ランナー | 18~39 | 60~85 | 50~75 |
| 　円盤投 | 22~30 | 42~55 | — |
| 　砲丸投 | 22~30 | 40~46 | — |
| バレーボール | 18~22 | — | 40~56 |
| ウエイトリフティング | 20~30 | 38~52 | — |
| レスリング | 20~30 | 52~65 | — |

(単位：mL/kg 体重/分)

[定本朋子：スポーツ選手の呼吸循環器機能．スポーツ現場に生かす運動生理・生化学(樋口　満 編・著)，p.38，市村出版，2011 より許諾を得て転載]

最大酸素摂取量に到達したかどうかの判定は，酸素摂取量が頭打ちとなったかどうかによって行われる．酸素摂取量の頭打ちがみられなかった場合には，最大酸素摂取量ではなく，最高酸素摂取量（$\dot{V}O_2\text{peak}$）とよぶ．

### ② 最大酸素摂取量を決める因子

酸素摂取量は何によって決まるのであろうか．動脈血と静脈血に含まれる $O_2$ 量の差を**動静脈酸素較差**（arterial-venous oxygen difference：a-vO$_2$ diff）という．動脈血は，100 mL あたり約 20 mL の酸素を含んでいるが，全身の組織で $O_2$ が消費された結果，心臓に戻ってくる静脈血ではその量が減り，16 mL 程度となる．この場合の a-vO$_2$ diff は，4 mL $O_2$/100 mL 血液である．この a-vO$_2$ diff に心拍出量を乗じた値が，生体が1分間に消費した酸素の量，すなわち $\dot{V}O_2$ である．心拍出量は1回拍出量と心拍数の積であるから，$\dot{V}O_2$ は**図 3-10** に示す式で表すことができ，このような関係は**フィック**（Fick）の法則とよばれる．

先に述べたように，一般の成人男性では安静時の心拍出量は約 5 L/分である．この安静時心拍出量はスポーツ選手であっても一般人と大きく変わらない．一方，最大運動時には心拍出量は増加し，持久系スポーツの選手では最大心拍出量が 35 L/分にまで達する．また，最大酸素摂取量と最大心拍出量の間には直線関係が認められる．つまり，最大酸素摂取量を増加させるには心拍出量の増加が必須である（最大酸素摂取量の約 80％は最大心拍出量によって決まるといわれている）．

心拍出量は心拍数と1回拍出量の積であるが，最大心拍数はトレーニングによって増加することはない（最大心拍数は 220 − 年齢でほぼ決まる）．したがって，最大心拍出量は1回拍出量によって決まり，持久系トレーニングは，この1回拍出量を大きく増加させることによって，最大酸素摂取量を高めているといえる．

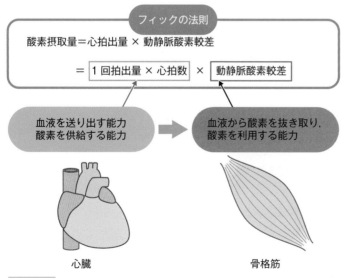

**図 3-10** 酸素摂取量を決める因子（フィックの法則）

a-vO$_2$ diff は，骨格筋における毛細血管密度や筋細胞内の有酸素性代謝能力（ミトコンドリアの数やサイズおよび酸化系酵素の活性）などの要因によって決まる．持久系トレーニングによって毛細血管およびミトコンドリアが増え，それに伴い a-vO$_2$ diff は増大する．しかしながら，その増大量には限りがあり，最大酸素摂取量の増加に対する寄与率は最大心拍出量に比べると低いといわれている．

### ③ 運動様式による最大酸素摂取量の違い

最大酸素摂取量（$\dot{V}O_2$max）を測定する場合には，図3-9に示すような休息を入れないで負荷を漸増させる**漸増負荷法**（テスト時間は約10～15分前後）が一般的に用いられている．$\dot{V}O_2$max は，測定する際の運動様式によってその値が異なる．例えば，トレッドミル走で測定された $\dot{V}O_2$max は自転車運動の場合よりも高くなる．トレッドミル走は脚だけではなく上体を含む全身運動であるのに対し，自転車運動は脚が主体の運動であり，その活動筋量は走行運動に比べて少ない．このように，$\dot{V}O_2$max は測定において動員される活動筋量が多いほど高い値になる傾向がある．また，スポーツ選手では，専門の競技種目と同じ運動様式で測定した場合に，$\dot{V}O_2$max が高い値を示すことが多い．

## D 酸素借と酸素負債

運動開始とともに $\dot{V}O_2$ は増加するが，その運動を行うのに必要な量の酸素（酸素需要量）がただちに供給されるわけではない．運動開始初期においては，体内に取り込まれて骨格筋へと供給される酸素の量（酸素供給量）が酸素需要量を下回る．この酸素の不足分のことを**酸素借（oxygen deficit）**という（図3-11）．運動強度が中程度以下の場合は，運動開始から数分以内に酸素需要量と供給量のバランスがとれた定常状態になる．運動終了とともに $\dot{V}O_2$ は減少するが，終了後すぐに安静時の値にまで減少するわけではない．運動終了後しばらくの間は $\dot{V}O_2$ が安静時より高い値を示す．この酸素摂取量のことを**酸素負債（oxygen debt）**という．運動強度が高いと，酸素需要量は供給量を常に上回り，酵素借

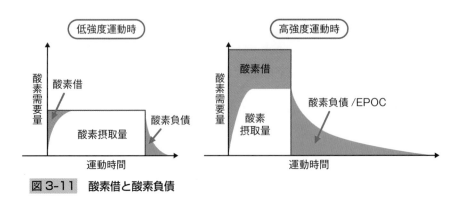

**図 3-11　酸素借と酸素負債**

と酸素負債がともに増大する.

　酸素負債は酸素借を補うもの,つまり,運動中に不足して借りた酸素の量（酸素借）と運動後にそれを返す量（負債量）が等しくなると考えられていた.しかしながら,酸素借と酸素負債が量的に一致せず,酸素負債のほうが多くなることが明らかとなっている.そこで最近では,酸素負債ではなく運動後過剰酸素摂取量（excess post-exercise oxygen consumption：EPOC）という呼び方が使われるようになっている.

## ◇ コラム　ヘモグロビンと運動能力

　スポーツ選手,特に持久系のスポーツ選手が大会前に高所トレーニングを行うことがある.これは,酸素濃度の低い環境下でトレーニングを行うことで,動脈血中の酸素飽和度が低下し,それが刺激となってヘモグロビン量が増えるからである.この適応には腎臓が深くかかわっている.動脈血中の酸素飽和度の低下は腎臓でも感知され,エリスロポエチンとよばれる造血因子が腎臓で生成される.これが骨髄に働きかけ,ヘモグロビン,さらには赤血球の産生を刺激する.慢性腎不全などにより腎機能が低下した場合,エリスロポエチンが産生されなくなり,貧血（腎性貧血）となる.腎不全患者におけるこのような貧血を予防するために,エリスロポエチン製剤が開発されている.このような製剤が,本来の目的以外のもの,すなわちスポーツ選手の造血効果さらには酸素運搬能力の向上を目的としたドーピングとして使用される事例も起きている.

**以下の問題について，正しいものには○，誤っているものには×をつけなさい.**

1. ヘモグロビンと $O_2$ の結合は，酸素分圧（$P_{O_2}$）に比例して直線的に増える.

2. 運動時には活動筋において筋温の上昇，pH の低下，二酸化炭素分圧（$P_{CO_2}$）の上昇により，ヘモグロビンの酸素解離曲線は左に移動する.

3. 呼吸・循環器系機能は，延髄に存在する呼吸中枢と循環中枢によって調節されている.

4. 運動強度に比例して心拍数，1 回拍出量ともに直線的に増加する.

5. 運動中には，骨格筋への血流量を増加させるため，内臓への血流量が減少する.

6. 最大酸素摂取量の測定時に，酸素摂取量が頭打ち（レベリングオフ）にならなかった場合，その値は最高酸素摂取量とよぶ.

7. 最大酸素摂取量は，主に最大心拍出量の大きさによって決まる.

8. 最大心拍数はトレーニングによって増加するのに対して，1 回拍出量はトレーニングによって変化しない.

9. 一般的に，走行運動時に測定した最大酸素摂取量は，自転車運動時に測定した値よりも大きくなる.

10. 運動開始時に酸素供給量が酸素需要量を下回るが，この酸素の不足分を酸素負債とよぶ.

📖 参考図書

・宮村実晴(編)：身体運動と呼吸・循環機能，真興交易医書出版部，2012
・山地啓司：改訂　最大酸素摂取量の科学，杏林書院，2001
・斉藤　満(編著)：循環Ⅱ　運動時の調節と適応，ナップ，2007

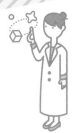

# 第4章

# 運動と骨格筋の機能

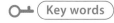
**Key words**

運動器系の構造と機能，随意運動，不随意運動，筋収縮のメカニズム，筋疲労

## A 骨格筋の構造と収縮の仕組み

### 1 筋の種類

　生体内に存在する筋は，①内臓や血管を形づくる平滑筋，②心臓を動かすための心筋，③身体の動作を生み出す骨格筋，の3つに分類することができる．心筋や骨格筋を縦切りにして拡大すると，規則正しい縞模様（横紋構造）がみられることから，これらを横紋筋ともいう．内臓や血管は，そのような横紋構造が観察されないことから平滑筋とよばれる．また，骨格筋は意識してその動きを制御することができるため随意筋とよばれる．一方，平滑筋と心筋は自らの意思によって制御できないため不随意筋といわれる．

### 2 骨格筋の構造

　骨格筋組織は，直径が20〜100 μmのひも状の細胞が束になってできており，このひも状の細胞を筋線維（筋細胞）という（図4-1）．筋線維は，多くの細胞

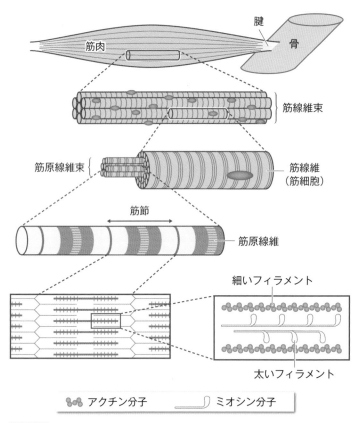

図 4-1　骨格筋の構造

が融合してできた多核細胞である。筋線維の内部のことを筋形質という。筋形質には収縮要素と非収縮要素が存在する。収縮要素とは，筋収縮を生じさせるものであり，筋原線維とよばれるフィラメントの集合体を指す。1 本の筋線維は数百本〜数千本の筋原線維を含んでいる。一方，非収縮要素とは，**筋小胞体**（sarcoplasmic reticulum：SR），横行小管，**ミトコンドリア**，ミオグロビンなど，収縮要素以外のものを指す。

　筋原線維内には，太いフィラメントの**ミオシン**と細いフィラメントの**アクチン**が存在し，これらが収縮たんぱく質として働き，筋収縮を生じさせている。アクチン分子上には，さらに 2 種類のたんぱく質（**トロポニン**と**トロポミオシン**）が存在する。これらは，調節たんぱく質として収縮の過程を調節する役割を果たしている。筋原線維は SR に取り囲まれている。SR は**カルシウムイオン**（$Ca^{2+}$）を蓄えており，筋収縮の開始および終了時において重要な役割を果たしている。

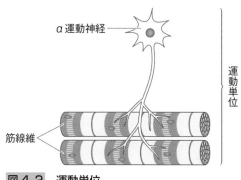

α運動神経

運動単位

筋線維

**図4-2** 運動単位

### ③ 運動単位

　筋線維は，脊髄からのびる α 運動神経からの刺激を受けて収縮する．1つの α 運動神経とそれによって支配される筋線維群は1つのまとまりとして，**運動単位**（motor unit：MU）とよばれている（**図4-2**）．1つの運動神経によって制御される筋線維の数を**神経支配比**とよぶ．この神経支配比は，筋の役割によって異なる．例えば，大腿部などの大きな力発揮が要求される大筋群では，その比は1：1,000 程度以上と大きい（1本の運動神経が活動すると多くの筋線維が動員される）．逆に指先の筋や顔の表情を生み出す表情筋など，細かな動きが要求される筋では，1：数十以下と小さい．

### ④ 筋収縮の仕組み

　運動神経と筋線維とが出会う場所は**神経筋接合部**とよばれる．運動神経の終末と筋は直接結合しているのではなく，両者の間には 10 nm 程度のわずかな隙間が存在する．運動神経の興奮が神経終末に到達すると，そこから**アセチルコリン**とよばれる神経伝達物質が放出される．放出されたアセチルコリンは，筋細胞膜上の受容体に結合し，細胞膜の脱分極を引き起こす．この興奮が SR へ到着すると，蓄えられていた $Ca^{2+}$ が放出され，筋形質中の $Ca^{2+}$ 濃度が急激（静止状態の約 100 倍）に上昇する．筋形質中に放出された $Ca^{2+}$ が調節たんぱく質であるトロポニンに働くことで，ミオシンとアクチンの相互作用，つまり筋収縮が開始される．運動神経からの指令が止むと，SR に存在する**カルシウムポンプ**によって $Ca^{2+}$ が SR へと回収され，ミオシンとアクチンの相互作用が止み，筋は弛緩する．この運動神経の興奮から筋収縮が止むまでの一連の過程は**興奮収縮連関**とよばれている（**図4-3**）．

　筋線維が収縮するときには，ミオシンとアクチンとの間に結合が生まれ，両フィラメントはお互いにその間に滑り込むようにして収縮すると考えられている．これを**滑走説**とよび，筋収縮のメカニズムをよく説明するモデルとされている．

α運動神経の興奮

神経終末からアセチルコリンの放出

筋形質膜（細胞膜）に活動電位発生

横行小管を通じて筋線維内部および筋小胞体への興奮伝達

筋小胞体から筋形質内へ $Ca^{2+}$ の放出

トロポニンへ $Ca^{2+}$ が結合

アクチンとミオシンが結合（筋収縮）

筋小胞体への $Ca^{2+}$ 取り込み

ミオシンとアクチンの解離（筋弛緩）

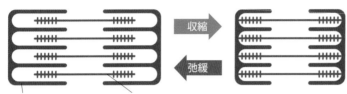

アクチンフィラメント　　ミオシンフィラメント

**図4-3　筋収縮の発生過程（興奮収縮連関）**
筋収縮はアクチンフィラメントとミオシンフィラメントが，お互いに滑り込むように移動することによって生じる.

## B　エネルギー供給系

　生体で用いられるエネルギーは，すべてアデノシン三リン酸（adenosine triphosphate：ATP）から得られる．ATP は，アデノシン［アデニン（プリン塩基）＋リボース（五炭素糖）］と 3 個のリン酸から構成されている（**図4-4**）．一番端にあるリン酸が ATP から分離し，アデノシン二リン酸（adenosine diphosphate：ADP）と無機リン酸（inorganic phosphate：Pi）に分解するときにエネルギーが放出され，そのエネルギーが筋収縮に用いられる．このように，リン酸基の結合部位が分解される際に多量のエネルギーが放出される物質を高エネルギーリン酸化合物と呼ぶ.

　筋の内部にもともと存在している ATP はごく微量（骨格筋 1 g あたり 5～8 μmol）であるため，それだけでは，非常に短い時間しか筋収縮を続けられない．そこで，長時間にわたって運動を継続するためには ATP を絶えず再合成する必要がある．その ATP を再合成するシステムとして，①ATP-PCr 系，②解糖系，③有酸素系，の 3 つがある（**図4-5**）.

### ① ATP-PCr 系

　筋には，ATP 以外の高エネルギーリン酸化合物として，クレアチン（creatine：Cr）とリン酸が結合したクレアチンリン酸（phosphocreatine：PCr）が存在する．ATP-PCr 系では，PCr のリン酸基を ADP に転移することで ATP が再合

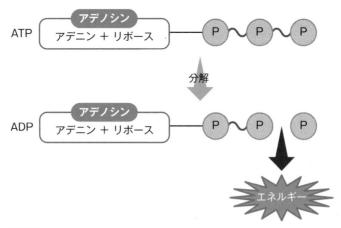

図4-4　アデノシン三リン酸（ATP）とその分解によるエネルギー
　　　　の発生

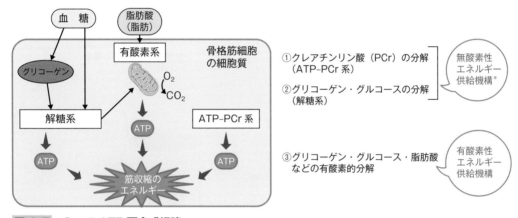

図4-5　3つのATP再合成経路

*酸素を必要としない（酸素がない状態で働くという意味ではない）.

成される．ATP-PCr系によるATP再合成は，たった1つの酵素（クレアチン
キナーゼ）によって行われる反応であり，他の2つのエネルギー供給系と比べて
エネルギー供給速度は速い．ただし，PCrの量にも限りがあるため，この機構が
最大限に動員された場合の持続時間は7～8秒ほどである．

## 2　解糖系

　糖質（グリコーゲンおよびグルコース）を分解する過程（解糖）でATPを再
合成するのが解糖系である（図4-6）．ATP-PCr系と解糖系では反応に酸素を必
要としないので，2つをまとめて無酸素性エネルギー供給機構とよぶ場合がある
（無酸素というのは「酸素がない状況になって働く」ということではなく，「酸素
がなくても働く」という意味である）．
　グルコースとグリコーゲンは，いくつかのステップを経て**ピルビン酸**にまで分

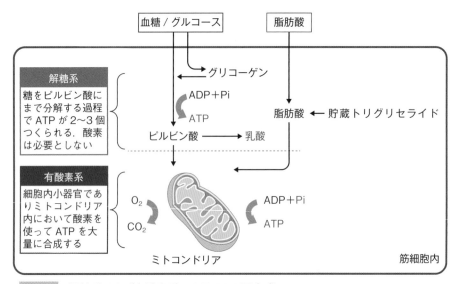

**図 4-6** 解糖系および有酸素系による ATP 再合成

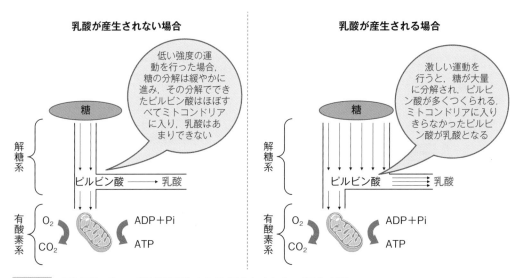

**図 4-7** 解糖系において乳酸が産生される場合とされない場合の違い
ピルビン酸が乳酸に変換されるか，それともミトコンドリアの中に入って有酸素的に分解されるかは，細胞内が無酸素であるかどうかで決まるわけではない（※通常の条件下で細胞内酸素分圧がゼロになることはほとんどない）．

解され，その過程において ATP が再合成される（グルコースの場合は 2 分子，グリコーゲンの場合は 3 分子の ATP が再合成される）．解糖系での反応があまり速く進まず，ピルビン酸の生成速度が緩やかなときは，ピルビン酸はミトコンドリアに取り込まれ，そこで最終的に水と二酸化炭素にまで分解される（図 4-7）．

　強度が高い運動を行ったときなど，解糖系が活発に働き，ピルビン酸の生成速度がミトコンドリアによるピルビン酸の処理速度を上回った場合に，ピルビン酸は**乳酸**に変換される．以前は，高強度運動時には呼吸ができずに，骨格筋内が無

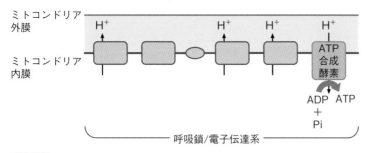

ミトコンドリア外膜

ミトコンドリア内膜

ATP合成酵素

ADP ＋ Pi

ATP

呼吸鎖/電子伝達系

図4-8　ミトコンドリアの呼吸鎖における ATP の再合成

酸素状態になることで，ミトコンドリアによる有酸素系が働かなくなり，解糖系が働き始める，と考えられていた．しかしながら，高強度運動時でも骨格筋細胞内が無酸素状態になることはない．乳酸が生成されるかどうかは，ピルビン酸が生成される速度によって決まる（図4-7）．解糖系からのエネルギー供給速度および供給時間は，3つのシステムの中では中間であり，解糖系が最大限に動員された場合の持続時間は32～33秒程度である．

### ③ 有酸素系

　有酸素系では細胞に存在する**ミトコンドリア**内で，酸素を用いて ATP を再合成する（図4-6）．ピルビン酸あるいは**遊離脂肪酸**（free fatty acid：FFA）から生成された**アセチルCoA**は，**トリカルボン酸回路**（tricarboxylic acid[TCA]回路，もしくは**クエン酸回路**や**クレブス回路**とよばれる）に取り込まれ，複雑な過程を経て処理される．TCA回路では，炭素原子を二酸化炭素として外す一方で，水素原子を電子伝達体に移し，ミトコンドリアの呼吸鎖（電子伝達系）に供給している．呼吸鎖では，電子伝達体から水素イオン（$H^+$，**プロトン**）が外され，ミトコンドリアの内膜と外膜の間に汲みだされる（プロトンの濃度勾配がつくられる）．その濃度勾配を使って ATP 合成酵素を働かせ，ATP を再合成する（図4-8）．

　有酸素系のエネルギー供給速度は，3つの系の中ではもっとも遅い．しかし，体内の糖質や脂質がなくならない限り，時間的にはほぼ無限に ATP を再合成し続けることが可能である．

### ④ 運動時における3つのエネルギー供給システムのかかわり方

　実際の運動場面では3つの ATP 再合成系は，どのようにかかわっているのであろうか．以前は，運動開始初期にクレアチンリン酸による ATP 再合成がなされ，次いで解糖系の動員が始まり，それらによる ATP の再合成が終了してから，有酸素系による供給が始まるというように，「段階的に ATP の再合成系が入れ替わる」という解釈がみられた．しかしながら，実際にはある ATP 再合成系が単独で働くということはなく，運動開始からすべての系が働き始めている．運動時

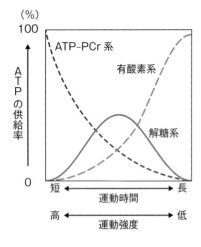

図 4-9　運動時間および運動強度とそれぞれの
エネルギー供給系からの寄与率の関係

[Fox E.：Sports physiology, Philadelphia, Saunders, 1979
より引用]

表 4-1　最大運動持続時間とそれぞれの ATP 再合成からのエネルギー供給率の関係

|  | 最大運動持続時間 | | | | | | | | |
|---|---|---|---|---|---|---|---|---|---|
|  | 秒 | | | 分 | | | | | |
|  | 10 | 30 | 60 | 2 | 4 | 10 | 30 | 60 | 120 |
| ATP-PCr 系・解糖系によるエネルギー供給率（%） | 90 | 80 | 70 | 60 | 35 | 15 | 5 | 2 | 1 |
| 有酸素系によるエネルギー供給率（%） | 10 | 20 | 30 | 40 | 65 | 85 | 95 | 98 | 99 |

[Powers SK, Howley ET：Exercise physiology：theory and application to fitness and performance, New York, McGraw-Hill, 2014 より引用]

間や運動強度によってそれぞれの ATP 再合成系からの寄与率が変わると考えた
ほうがよい.

　強度がきわめて高く短時間で終了するような運動では，エネルギー供給速度が
もっとも速い ATP-PCr 系から大部分のエネルギーが供給される（図4-9）．逆に，
運動時間が長く（運動強度が低く）なると，有酸素系の関与が徐々に多くなる.
解糖系は運動時間が 30 秒～3 分のとき，比較的大きな役割を果たす（図4-9）．

　表4-1 に最大運動持続時間とそれぞれの ATP 再合成系による寄与率との関係
を示した．100 m 走のような短時間運動であっても，有酸素系による ATP の再
合成は 10 ％程度あり，逆にマラソンのような長時間運動でも ATP-PCr 系およ
び解糖系による ATP の再合成はゼロにはならない.

 筋線維タイプとその特性

　骨格筋を構成する筋線維タイプは，その収縮速度に基づき，遅筋線維*（タイ
プ I 線維）と速筋線維*（タイプ II 線維）に分類されるのが一般的である．収縮速
度の差は，ミオシンの ATP 分解酵素（ミオシン ATPase）の活性の違いによる
ものである．速筋線維は，さらにタイプ II a 線維とタイプ II b 線維*に分けられ

＊遅筋線維，速筋線維：遅
筋と速筋はそれぞれ見た目
の色の違いから「赤筋」,「白
筋」ともよばれる．この色
の違いは筋線維内のミオグ
ロビンの量を反映している.

＊タイプ II b 線維：ヒトで
はタイプ II b 線維の存在は
確認されないという報告も
あることから，タイプ II x
もしくはタイプ II d 線維と
表記する場合もある.

**表4-2 筋線維の分類とそれぞれの筋線維の特徴**

| | 筋線維 | | |
| --- | --- | --- | --- |
| | 遅筋（赤筋）線維 | 速筋（白筋）線維 | |
| | タイプⅠ<br>(SO) | タイプⅡa<br>(FOG) | タイプⅡb<br>(FG) |
| 収縮速度<br>（ミオシン ATPase 活性） | 遅い | 速い | 速い |
| 解糖能力<br>（解糖系酵素活性，グリコーゲン量） | 低い | 高い | 高い |
| 酸化能力<br>（ミトコンドリア酵素活性，毛細血管密度，ミオグロビン含量） | 高い | 中間 | 低い |
| 疲労耐性 | 高い | 中間 | 低い |

るため，3つの筋線維タイプに分類されることが多い（**表4-2**）．また，ミトコンドリアの酸化系酵素［コハク酸脱水素酵素（SDH：succinate dehydrogenase)］などの違いを組み合わせることによって，SO(slow-twitch oxidative)線維，FOG(fast-twitch oxidative glycolytic)線維，FG(fast-twitch glycolytic)線維の合計3つの筋線維タイプに分類する場合もある．

　タイプⅠ線維は，ミトコンドリアが多く（酸化系の酵素活性が高く），他のタイプの線維よりも多くの毛細血管に取り囲まれて，ミオグロビン含量も多い．そのため，タイプⅠ線維は高い有酸素系の代謝能力と疲労抵抗性を備えている．ただし，タイプⅠ線維は，タイプⅡ線維と比べると筋線維の横断面積あたりの筋力（固有筋力）は小さい．

　タイプⅡb線維は，有酸素系の代謝能力は低く，疲労しやすい．しかしながら，解糖系酵素の活性が高く，固有筋力はタイプⅠ線維よりも大きい．さらに，タイプⅡb線維のミオシンATPaseの活性が高く，最大収縮速度は3つの筋線維タイプの中でもっとも速い．タイプⅡa線維は，タイプⅠ線維とタイプⅡb線維の長所を兼ね備えたものと考えられる．タイプⅡa線維は適応性が高く，持久系トレーニングによって酸化能力がタイプⅠ線維レベルにまで向上する．

　筋線維はそれぞれに似た性質をもつα運動神経によって支配されている．一般に遅筋線維を支配する運動神経は，その細胞が小さく，興奮の閾値が低いため発火しやすいが，疲労抵抗性が高い．反対に，速筋線維を支配する運動神経は，その細胞が大きく，興奮の閾値が高いため発火しにくく，疲労しやすい．したがって，徐々に筋力を高めていくような筋収縮を行った場合には，まず運動神経細胞のサイズが小さく，動員閾値の低い遅筋線維の運動単位（MU）から優先的に動員され，筋力発揮レベルの増大とともに，サイズの大きな速筋線維のMUが付加的に動員される（筋線維のタイプでいえば，運動の強度が高くなるにつれて，Ⅰ→Ⅱa→Ⅱbの順序で筋線維は動員される）（**図4-10**）．このような現象を**サイズの原理**という．例えば，歩行のような運動の場合には主に遅筋線維が動員され

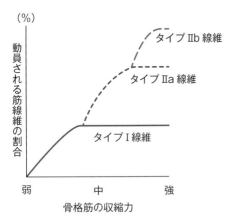

**図4-10　サイズの原理**

[Sale DG：Influence of exercise and training on motor unit activation. *Exercise and Sport Science Reviews* **15**：95-151, 1987 より引用]

るが，スピードが高まるにつれてⅡaが関与し，全力での短距離疾走のような場合には，Ⅱb線維を含めすべてのタイプの筋線維が動員されることになる.

 **筋力の心理的限界と生理的限界**

　通常，どんなに思いきり筋力を発揮しようとしたとしても，骨格筋にあるすべての筋線維を動員して100％の力を発揮することができない．これは，すべての筋線維を動員した場合，筋や腱組織に大きな負担がかかることから，けがを予防するための防御機構であると考えられている．このように筋力発揮に抑制がかかっている状態を**心理的限界**といい，中枢神経系に抑制がかかっていることが原因であるといわれている.

　一方，強力な電気刺激を筋組織に加えて，すべての筋線維を強制的に収縮させたときの最大筋力は**生理的限界**とよばれている．心理的限界は生理的限界のおよそ70～80％程度と考えられている．ただし，筋力トレーニングを行ったり，筋力発揮の際に叫び声を上げたりすることで，心理的限界を高めることができる.

 **筋　疲　労**

　骨格筋が収縮し続けると，発揮する張力が徐々に低下してくる．このような筋疲労の原因は，その張力の発揮時間や発揮する強度によって大きく異なる．以下に示すように，筋疲労の原因としてさまざまな要因が挙げられている.

### 1　運動神経および神経筋接合部

　最大努力での筋収縮を繰り返し行わせると，張力の低下とともに，速筋線維を支配するα運動神経細胞の発火頻度が減少する．このとき中枢（脳）からα運

動神経細胞への入力は，筋疲労が起こる前と比較して大きく変化していない．したがって，α運動神経の発火頻度が減少する要因は，α運動神経細胞そのものの興奮性が低下したことにあると考えられる．また，先に述べたように，神経筋接合部においては，神経側からアセチルコリンとよばれる化学物質が放出され，筋線維へと情報が伝達される．強度の強い収縮を繰り返して行うと，神経筋接合部においてアセチルコリンの放出が減少し，神経からの興奮伝達がうまく機能しなくなる．

## ② 水素イオン

　30秒〜3分程度で疲労困憊になるような強度の高い運動を行うと，解糖系によるATPの再合成が高まり（ピルビン酸の生成が著しく高まり），その結果，乳酸が生成される．乳酸は溶液中では水素イオン（$H^+$，プロトン）を放出するため，筋細胞内のpHの低下が起こる．この現象（pHの低下）は，**乳酸性アシドーシス**と呼ばれていたが，最近では，筋細胞内で産生される乳酸は，lactic acidではなくlactate（乳酸塩）であり，$H^+$を放出しないという説も示されている．ただし，解糖系の代謝過程とATPの分解により$H^+$が生成されるので，高強度運動時には筋細胞内のpHが7.0〜7.1から6.4近くにまで低下する．

　pHの低下は，解糖系の酵素（phosphofructokinase：PFK）活性を阻害し，解糖系によるATP再合成を低下させる．また，pHの低下は筋小胞体（SR）からの$Ca^{2+}$放出を抑制するため，興奮収縮連関さらには筋収縮が阻害される．

　このように，強度の高い運動（超最大運動）においては，pHの低下が疲労の要因の1つとなり得る．ただしその一方で，pHの低下には疲労を抑える作用があることも知られている．強度の高い運動をしているとカリウムイオン（$K^+$）が筋から漏出し，ナトリウムイオン（$Na^+$）が筋へ流入するようになり，このことも疲労の原因の1つであると考えられている（通常，$K^+$は細胞内に，$Na^+$は細胞外に多く存在する）．このように，$K^+$が漏れ出すような条件においては，pHの低下は，むしろ筋発揮張力を高める働きをすることが知られている．

　「乳酸は運動に伴う疲労の原因物質である」と捉えられてきたが，必ずしもそのような単純な図式は当てはまらないようである．また，$H^+$が外れた乳酸塩は，遅筋線維や心筋においてエネルギー基質として利用される（以前は，肝臓に送られ，糖に戻されると考えられていた）．乳酸は，糖を途中まで分解した中間代謝産物であり，すぐにピルビン酸に戻され，ミトコンドリアで利用できる効率のよいエネルギー基質ともいえる．

### ◇ コラム　乳酸は効率のよいエネルギー基質

　一昔前まで乳酸は疲労原因物質として悪者扱いされてきた．乳酸塩（lactate）は，心筋や遅筋線維においてエネルギー基質として利用される．

最近では，この性質を利用して，induced pluripotent stem（iPS）細胞の選別にも乳酸が使われている．iPS 細胞から心筋をつくりだす際に，どうしても心筋に変化しきれていない未分化の iPS 細胞が残ってしまう．これらは将来がん化するおそれがあるため，移植する際には排除しなければならない．その際，細胞を育てる溶液（培地）中のエネルギー基質として乳酸だけを入れておくと，心筋以外の未分化の細胞は乳酸が使えないため，エネルギー不足となって細胞死にいたる．このようにして心筋に分化した iPS 細胞だけを選別することが可能となる．また，乳酸は脳でも重要な働きをしている．脳の主なエネルギー源は糖だといわれている．しかしながら，毛細血管から取り込まれた血糖は，星状膠細胞（アストロサイト）とよばれる細胞において乳酸に変換され，乳酸がエネルギー基質として神経細胞に供給されていることが明らかとなっている．このように乳酸は，エネルギー基質として重要な働きをしているのである．

### ③ 無機リン酸

筋細胞内の無機リン酸（Pi）の濃度は，安静時では 1～3 mM 程度であるが，強度の高い運動を行うと 30 mM 以上に上昇する．これは ATP の再合成が追いつかず，ADP やアデノシン一リン酸（adenosine monophosphate：AMP）とともに Pi が増加するためである．増加した Pi の一部は SR の内部へ侵入する．Pi は $Ca^{2+}$ と結合しやすい性質をもっており，SR 内に豊富に存在する $Ca^{2+}$ と結合し，リン酸カルシウムとなる．筋収縮は SR からの $Ca^{2+}$ の放出によって生じるが，Pi と結合した $Ca^{2+}$ は SR から放出されず，筋形質内の $Ca^{2+}$ 濃度が十分に高まらなくなる．現在では，このような現象が高強度運動に伴う筋疲労の主な原因であると考えられている．

上記のような要因以外にも，例えば，長時間運動時などにおいては，筋の主要なエネルギー源であるグリコーゲンが減少・枯渇することも疲労の要因の 1 つとなっていることが知られている．筋疲労は，ある 1 つの要因によって引き起こされるというよりも，さまざまな要因が複雑に絡み合って生じていると考えたほうがよい（図4-11）．

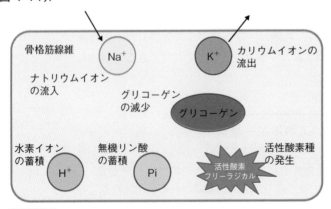

**図4-11** 筋疲労に関係するさまざまな因子

# F トレーニングと骨格筋の適応

　バーベルなどの重りを使って高い負荷をかけながら筋収縮活動を行う**筋力トレーニング（レジスタンストレーニング）**によって，骨格筋は大きく肥大し，高い筋力発揮が可能となる．骨格筋組織は，筋線維が束になってできた組織であり，その大きさは個々の筋線維の太さと数によって決まる．筋力トレーニングによって筋線維の数が増えるが，その増加量はわずかであり，1本1本の筋線維が太くなることがトレーニングによる筋肥大の主な要因であると考えられている．また，筋力トレーニングによる筋線維の肥大は，遅筋線維に比べて，速筋線維で生じやすいことも知られている．

　筋力トレーニングを行った場合，すぐに筋線維が肥大したり，筋線維数が増えたりすることはなく，骨格筋が目に見えて肥大してくるまでには，少なくとも数ヵ月間のトレーニングが必要であるといわれている．ただし，筋力トレーニングを行った場合，骨格筋が明らかに肥大する前に，大きな筋力を発揮できるようになることが多い．トレーニングを行う前の骨格筋では，全力での筋力発揮を行おうとした場合であっても，すべての筋線維を動員することができていない．しかしながら，トレーニングを行うとその初期においては筋収縮を生じさせる神経系の働きが改善され，より多くの筋線維が動員できるようになる．このように，筋力トレーニングの初期には神経系の改善が生じ，さらに長期的に継続すると，筋線維の肥大が生じることで大きな力発揮が可能となる．

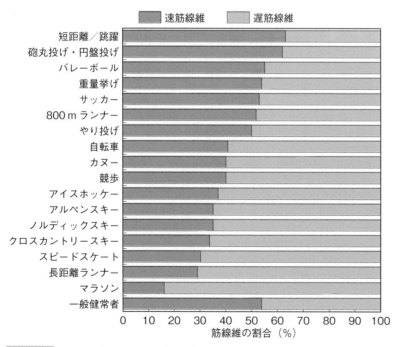

**図4-12　一流スポーツ選手の骨格筋における筋線維組成**
[町田修一：スポーツ選手の骨格筋機能．スポーツ現場に生かす運動生理・生化学（樋口　満編・著），p.52，市村出版，2011より許諾を得て転載]

図4-12に一流スポーツ選手の筋線維組成を示した．持久的能力が必要な競技の選手では遅筋線維の占める割合が高く，逆に陸上の短距離走のような強い力発揮が必要な競技では速筋線維が多い．トレーニングによって遅筋線維と速筋線維の割合が大きく変化することはなく（遅筋線維と速筋線維の間で筋線維タイプの移行が生じることはなく），骨格筋の筋線維組成は主に遺伝的な要因によって先天的に決まるといわれている．ただし，トレーニングによって速筋線維の中では，タイプⅡbからタイプⅡaへの移行が生じる．

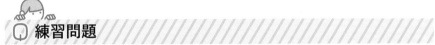

## 練習問題

**以下の問題について，正しいものには○，誤っているものには×をつけなさい．**

1. 心筋と骨格筋は，規則正しい縞模様がみられることから，横紋筋ともよばれる．

2. 大腿部などに比べて，指先や顔では神経支配比は大きくなる．

3. 短距離走などで呼吸が十分に行えない場合，筋線維が無酸素状態になることで解糖系が働き始め，乳酸が生成される．

4. 運動神経から筋線維への信号の伝達は，アセチルコリンとよばれる神経伝達物質によって行われる．

5. マラソンのような長時間運動では，有酸素系が単独でATPの再合成を行うため，ATP-PCr系や解糖系によるATPの再合成はゼロになる．

6. タイプⅡb線維は，ミトコンドリアを多く含み，疲労しにくい筋線維である．

7. 徐々に発揮筋力を高めていくような筋収縮を行った場合，遅筋線維から速筋線維の順番で筋線維が動員される．

8. 通常，どんなに思い切り筋力を発揮しようとしても，すべての筋線維を動員することができていない．このような状態を筋力発揮における「生理的限界」とよぶ．

9. 骨格筋で産生された乳酸の大部分は肝臓に運ばれ，糖に戻される．

10. 高強度運動時には，無機リン酸（Pi）が筋小胞体に入り，カルシウムイオン（$Ca^{2+}$）と結合することで，筋収縮を阻害することがある．

## 参考図書

・跡見順子，大野秀樹，伏木　亨（編）：骨格筋と運動，杏林書院，2001
・八田秀雄：乳酸サイエンス—エネルギー代謝と運動生理学，市村出版，2017

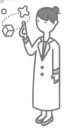

# 第5章

# 運動と中間代謝・内分泌の機能

⊙━ ( Key words )

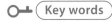

運動と糖代謝，運動と脂質代謝，運動時に働くホルモン

## A 運動と糖代謝

### ① 無酸素性エネルギー代謝過程（乳酸性代謝機構） ～解糖系～

　骨格筋中に貯蔵されているグリコーゲン・グルコースを分解する無酸素性エネルギー代謝過程（解糖系）は骨格筋細胞の細胞質内で行われる．筋グリコーゲンの分解速度は運動強度により異なり，高強度ほど速い．

　図5-1 に運動に伴う筋グリコーゲン含量の減少について運動強度別に示した．超高強度の運動（120％$\dot{V}O_2$max；12メッツ以上程度）とは，全力疾走するようなレベルの運動（無酸素運動）で，短時間のうちに疲労困憊に達して運動は停止する．このような運動では筋グリコーゲンの減少速度は非常に速いが，筋グリコーゲンが枯渇するレベルまで運動を継続できない．75％$\dot{V}O_2$max（7～8メッツ程度）の運動は，有酸素系のエネルギー供給（後述）を利用しながらも，筋グリコーゲンを徐々に利用する運動で，運動終了までに筋グリコーゲンはもっとも減少し，枯渇すると疲労困憊となって運動を停止せざるを得なくなる．

　60％$\dot{V}O_2$max（6メッツ程度）以下の運動は，理論的には有酸素性代謝過程か

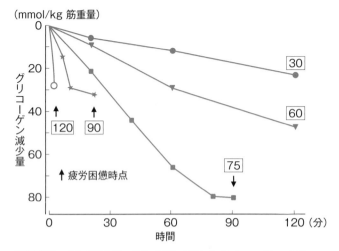

**図 5-1**　自転車運動に伴う大腿四頭筋中グリコーゲン含量の
減少（運動強度による比較）

☐ 内の数字は運動強度（%V̇o₂max）を表す.
［Saltin B, Karlsson J：Muscle glycogen utilization during work of different in-
tensities, Muscle metabolism during exercise（Pernow B, Saltin B eds.）
pp.289-299, Plenum Press, New York, 1971 より引用］

らの持続的なエネルギー供給により，疲労困憊に達することなく運動を長時間継
続できる．しかし，長時間の運動中に飲食物からのエネルギー補給がまったくな
かった場合には，時間の延長に伴い，筋グリコーゲンの分解も少しずつ進んで減
少する．30%V̇o₂max（3メッツ程度）の歩行レベルの低強度運動においても，
大部分は有酸素系のエネルギー供給に依存しているが，長時間の継続により筋グ
リコーゲンも分解が進み徐々に減少する．

　運動の開始時，マラソンの坂道登坂やラストスパート時，長時間運動時にも筋
グリコーゲンの分解・利用が促進する．さらに，運動時には**血中グルコース**も骨
格筋中に取り込まれてエネルギー源として利用される．血中グルコースが減少す
ると筋や脳をはじめとする全身の細胞へのエネルギー供給が阻害されるので，そ
の回避のために肝臓中に貯蔵されているグリコーゲンが分解されグルコースとな
り，血中に放出されて骨格筋やその他の組織・細胞に供給される．肝臓中で糖新
生*により合成されたグルコースも同様に血糖値の維持に利用される（**図 5-8 参
照**）．

　運動時や飢餓時には肝グリコーゲンが減少して枯渇する危険性がある．その回
避のために，肝グリコーゲン分解によるグルコースの生成と同様に肝臓内ではグ
リコーゲン以外の物質からグルコースを生成する**糖新生**の機能が働き，生成さ
れたグルコースを血中へ放出して，血糖値を維持する．血液を介して筋肉へ供給さ
れたグルコースは，解糖系とそれに続く有酸素性代謝過程において ATP 合成に
利用される（**図 5-2**）．血中グルコースの筋への取り込みにはグルコーストラン
スポーター 4（glucose transporter 4［GLUT4］；グルコース輸送体）が働く．
運動とインスリンは GLUT4 の働きを促進する．

　筋中に蓄積した乳酸は血液中に放出され，肝臓に運ばれて糖新生の材料となる．

**＊ 糖新生**：肝臓内でグリ
コーゲン以外の材料（乳酸・
グリセロール・糖原性アミ
ノ酸）からグルコースを生
成する過程．血糖値の維持
に重要な代謝過程．空腹時
や長時間運動時によく働く．

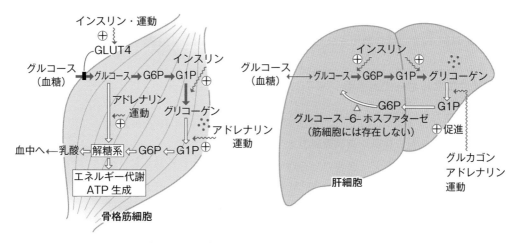

**図5-2** 骨格筋と肝臓における血中グルコースの取り込みとグリコーゲンの合成と分解

GLUT4：グルコーストランスポーター4，G1P：グルコース1-リン酸，G6P：グルコース6-リン酸.

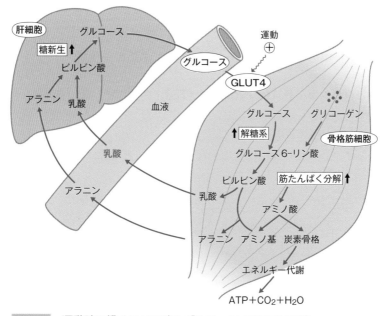

**図5-3** 運動時に働くコリ回路とグルコース-アラニン回路

肝臓で乳酸から転換されたグルコースは，血中に放出され，骨格筋に運ばれてエネルギー源として利用される．このサイクルを描く代謝の仕組みをコリ（Cori）回路とよぶ．また，一部のピルビン酸は筋収縮が引き金となって起こる筋たんぱく質分解により生成されたアミノ基と結合してアラニン（アミノ酸）となり，乳酸と同様に血液を介して肝臓に運ばれ糖新生の材料となる．これらの仕組みは，運動中に筋肉で蓄積した乳酸やアラニンを原材料に肝臓で生成したグルコースを再び筋肉のエネルギー源として活用する効率のよい仕組みである（**図5-3**）．しかし，実際の運動中では，速筋線維でつくられた乳酸が筋外に放出され，それが

遅筋線維に取り込まれて，再びピルビン酸に戻ってミトコンドリア内で有酸素系の代謝過程により ATP 合成に利用される割合が高いことが判明している．

### ②　有酸素性エネルギー代謝過程　〜TCA 回路・電子伝達系〜

　筋線維（細胞）のミトコンドリア中の有酸素性代謝過程により ATP を持続的に合成し利用しながら行う運動を**有酸素運動**とよぶ．

　解糖系においてグリコーゲン・グルコースの分解により生成されたピルビン酸は，ミトコンドリア内に移動し，アセチル CoA となって TCA 回路-電子伝達系により最終的には水と二酸化炭素に代謝される（**図 5-4**）．その間に，合成速度は遅いが多量の ATP が合成され，長時間の**低〜中強度**レベルの運動のエネルギー源として利用される．このエネルギー代謝過程は酸素の供給が必須のため**有酸素性エネルギー代謝過程**とよばれる．

## Ⓑ　運動と脂質代謝

### ①　骨格筋線維（細胞）中のトリグリセライドによるエネルギー供給

　骨格筋細胞内の**トリグリセライド**（triglyceride [TG]；中性脂肪）は，有酸素系の代謝によって分解が進む．細胞質中において TG の分解で得られた脂肪酸は，CoA が結合してアシル CoA となる．アシル CoA はミトコンドリア内で $\beta$ 酸化の代謝過程において CoA 側の炭素鎖長が 2 つずつ減少しながら分解が進む．

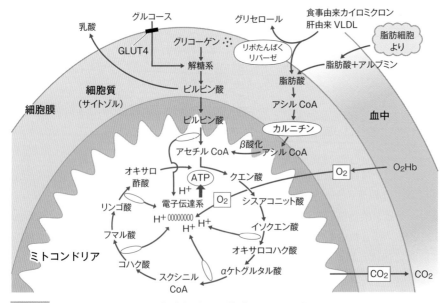

**図 5-4　骨格筋細胞における有酸素系の代謝（ATP の生成）**
VLDL：very low-density lipoprotein（超低比重リポたんぱく）

離脱された2つの炭素CoAが糖質の中間代謝産物と同じアセチルCoAである。アセチルCoA以降は糖質の代謝と同様にTCA回路-電子伝達系で代謝され、ATPを多量に合成する。TGが分解して生成された**グリセロール**も解糖系の中間代謝物となり、糖質と同様の代謝過程でATPの生成に利用される。

### ② 脂肪組織（細胞）のTGによるエネルギー供給

　長時間の有酸素運動時には体脂肪である脂肪細胞中のTGの分解が進み、血中に放出された脂肪酸が骨格筋や心筋に運ばれて筋収縮のエネルギー源として利用される。また、TGの分解により生成されたグリセロールも血中を介して肝臓へ運ばれ、糖新生の材料として利用され、グルコースに転換される。骨格筋中のTGによるエネルギー供給は多くないが、長時間運動時では、脂肪細胞からの脂肪酸によるエネルギー供給が大きな割合を占める。

　また、一流の長距離ランナーの身体では体脂肪の蓄積は非常に少ないが、骨格筋細胞中には一般人より多くのTGを貯蔵していることも確認されており、ランニング中の筋収縮のためのエネルギー源として有効に活用できる仕組みが備わっていることがわかってきた。体脂肪の少ないマラソンランナーにおいても、筋中に蓄えた脂肪を効率よく利用して2時間以上走り（有酸素運動）、ラストスパートで節約していた筋グリコーゲンを一気に活用して（無酸素運動）ゴールすることができるのではないかと考えられている。

### ③ 運動強度と脂肪動員

　脂肪の分解（TG異化）が促進されることを**脂肪動員**とよぶ。主に**安静状態から中強度レベルの活動**時に脂肪が動員され、脂肪酸のミトコンドリア内での酸化が促進する。脂肪利用が100％（糖質利用が0％）となることはないが、脂肪によるエネルギー供給割合は運動強度が低いほど、運動時間が延長するほど高い（**図5-5**）。ただし、この割合には個人差があり、運動習慣のある者では脂肪によるエネルギー供給割合が高い。このことは、日々有酸素性トレーニングを実施しているスポーツ選手では、中～高強度で長時間運動を行う際にも、エネルギー源をグリコーゲンに頼らず脂肪動員によりエネルギーを供給することを可能にしている。

> ◇ **コラム**　異所性脂肪
>
> 　高脂肪食や過食などにより肥満が著しく進行すると、内臓や骨格筋など脂肪組織以外の細胞内に異常に脂肪が蓄積し、電子顕微鏡で見ると細胞内に多数の「脂肪滴」が観察されるようになる。脂肪肝や脂肪膵と呼ばれるような状態になると、細胞内のミトコンドリア内に大量の脂肪酸が流入してミトコンドリアの形態が破壊されるとともに、ミトコンドリアの機能が低下し、細

胞内のエネルギー代謝が阻害される．このように，本来，脂肪が蓄積される脂肪組織（脂肪細胞）以外の非脂肪組織の細胞内に異常に蓄積された脂肪を「異所性脂肪」と呼ぶ．一流の長距離ランナーでは一般人より多くの TG を骨格筋細胞内に貯蔵していることが認められるが（第 5 章 B-2「脂肪組織（細胞）の TG によるエネルギー供給」），肥満による異所性脂肪の蓄積はこのレベルをはるかに超える脂肪の過剰蓄積である．この状態では高 TG（中性脂肪）血症やインスリン抵抗性，細胞内炎症などが引き起こされ，脂質代謝異常を伴うさまざまな代謝性疾患を合併する．これらの改善には，食事療法による体重や体脂肪の減量が有効であるが，同時に，運動療法も大きな効果をもたらす．低〜中強度の有酸素運動の習慣，日常生活中の身体活動量の増加が，細胞内脂肪の異化を促進し，全身の脂質代謝を改善する．脂質代謝の改善には，強度は高くなくても長時間継続する，あるいは短い時間の積み重ねにより 1 日当たりの総身体活動量を増加させること，座位時間を少なくすること，毎日実践することが，効果を高めることが示されている．毎日，こまめに身体を動かすことを心がけるところから「異所性脂肪」蓄積の予防が始まることを意識してほしい．

## ④ 運動終了後のケトン体生成

　長時間の有酸素運動中には脂肪細胞での TG 分解が継続され，多量の脂肪酸が骨格筋に供給されるが，運動が停止されると骨格筋では脂肪酸の利用が急に停止する．しかし，体脂肪の分解は急には停止できずにしばらくは分解が続くため，血中で増加した脂肪酸は肝臓に取り込まれて $\beta$ 酸化され多量のアセチル CoA からケトン体（アセトン，アセト酢酸，ヒドロキシ酪酸）が生成される．ケトン体は血中に放出され，骨格筋や心筋に供給されてエネルギー源として利用される（図 5-6）．

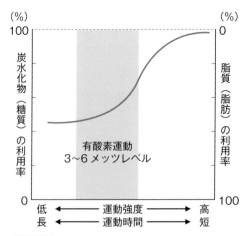

**図 5-5　運動強度とエネルギー基質（糖質と脂肪のエネルギー供給割合）**

[Fox EL：選手とコーチのためのスポーツ生理学（朝比奈一男監訳），p.43，大修館書店，1993 を参考に筆者作成]

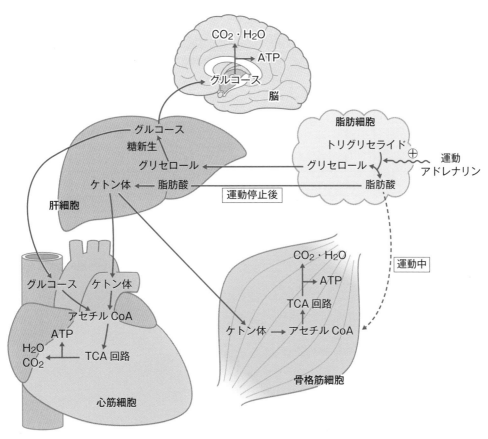

**図5-6** 有酸素運動後の肝臓でのケトン体の生成と他の臓器へのエネルギー供給

## Ⓒ 糖・脂質代謝のホルモンによる調節

### ①　運動時の糖・脂質代謝のホルモンによる調節

　運動時に糖・脂質代謝を亢進するホルモンは，**アドレナリン**，**グルココルチコイド**，**グルカゴン**，**成長ホルモン**（**表5-1**）である．これらのホルモンは，筋収縮によって起こる骨格筋への血中グルコースの取り込み増加による血糖値の低下や筋収縮自体が誘因となって分泌が高まる．その結果，エネルギー代謝を促進して肝・筋グリコーゲンや骨格筋，脂肪細胞中の TG の分解を促し，筋収縮のためのエネルギー源を供給する．体内に蓄積されているエネルギー基質の異化過程を促進するホルモンである．この4つのホルモンを**脂肪動員ホルモン**ともよぶ．脂肪動員ホルモンは，脂肪組織（脂肪細胞）中の TG を分解する**ホルモン感受性リパーゼ**（脂肪分解酵素）の活性を高め，TG から脂肪酸とグリセロールへの分解を促進する（**図5-7**）．**インスリン**はこれらのホルモンと相反する作用をもち，脂肪合成，グリコーゲン貯蔵に働くホルモンである．

表5-1　運動時の代謝調節に働くホルモン

| 運動時の糖・脂質代謝を調節するホルモン | 肝グリコーゲン分解 | 筋グリコーゲン分解 | 肝臓糖新生 | 血中グルコース筋への取り込み | エネルギー消費 | 脂肪細胞TG分解 |
|---|---|---|---|---|---|---|
| アドレナリン | ↑ | ↑ | ↑ | ― | ↑ | ↑ |
| グルココルチコイド | ↑ | ↑ | ↑ | ↓ | ↑ | ↑ |
| グルカゴン | ↑ | ― | ↑ | ― | ↑ | ↑ |
| 成長ホルモン | ↑ | ↑ | ↓ | ↓ | ↑ | ↑ |
| インスリン | ↓ | ↓ | ↓ | ↑ | ↓ | ↓ |

↑：促進　↓：抑制

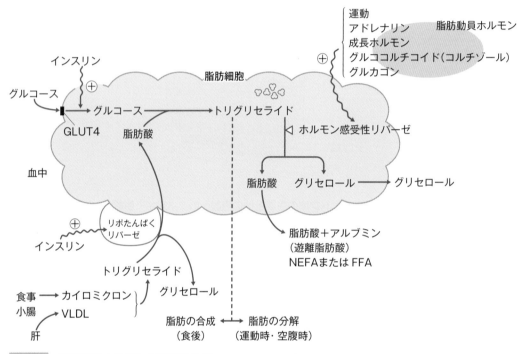

図5-7　脂肪動員ホルモンと脂肪の分解

## a　アドレナリン

　副腎髄質で合成・分泌されるカテコールアミンには**アドレナリン，ノルアドレナリン，ドーパミン**の3つのホルモンがある．このうち運動ともっとも関連しているホルモンはアドレナリンで，運動時の交感神経活動の亢進により分泌される．運動のほかにも，寒冷，精神的興奮，ストレス，不安や緊急時などの交感神経活動の高まりによっても分泌され，エネルギー代謝を促進する．

　アドレナリンは，60％$\dot{V}$o$_2$max（6メッツ程度）以上の強度，すなわち中〜高強度運動や，長時間運動時に分泌が増加し，βアドレナリン受容体を介して心筋や呼吸筋に作用して心臓の拍動や呼吸を促進し，運動時に適応した身体の生理的

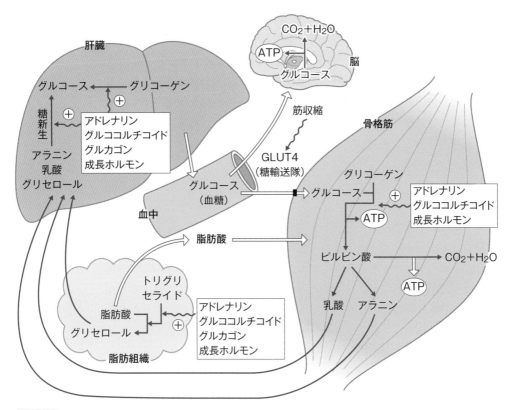

**図 5-8** 運動時代謝の概略とホルモンの作用

応答を導く．また，同様の受容体を介して肝臓・骨格筋・脂肪組織に作用し，肝・筋グリコーゲンの分解，肝での糖新生の促進により血糖値を上昇させ，脂肪細胞のホルモン感受性リパーゼ（脂肪分解酵素）を活性化して TG の分解を促し，**血中遊離脂肪酸濃度を上昇させる**．骨格筋においても，筋グリコーゲンの分解を促進し，筋収縮のための ATP 合成を促進する．これらの作用は，運動時のエネルギー源であるグルコースや脂肪酸を骨格筋線維（細胞）に供給してエネルギー源としての利用を促進することであり，それにより筋収縮の持続を可能にする（図 5-8）．

## b グルココルチコイド（糖質コルチコイド）

　グルココルチコイド（糖質コルチコイド）は副腎皮質で合成・分泌されるステロイドホルモン（構造にステロイド骨格をもつ）で，ストレス時に分泌されることから**ストレスホルモン**ともよばれる．グルココルチコイドはコルチゾール，コルチコステロンなどの総称名で，コルチゾールがもっとも多い．グルココルチコイド（コルチゾール）は，たんぱく質分解，脂肪分解を促進して血中へのアミノ酸や脂肪酸の放出を高めるとともに，肝臓においてはアミノ酸を原材料にした糖新生やグリコーゲン分解を促進する．アドレナリンと同様に，エネルギー代謝を促進する作用がある．

### c グルカゴン

グルカゴンは膵臓のランゲルハンス島α細胞で合成・分泌され，インスリンと相反する作用をもつ．空腹時の血糖値の低下や運動により分泌が促進され，肝グリコーゲンの分解，糖新生および肝臓からのグルコース放出を促進させて血糖値を上昇させる．骨格筋にはグルカゴンの受容体が存在しないため，筋には作用しないことが特徴である．また，アドレナリンと同様に脂肪細胞での脂肪分解を促進して血中遊離脂肪酸濃度を増加させる．

### d 成長ホルモン

成長ホルモンは脳下垂体前葉で合成・分泌される．骨格筋や骨の成長，骨格筋，心筋，肝臓などの細胞の肥大と増殖を促す作用をもつ．同時に，運動中に分泌が増大し，肝グリコーゲンの分解を促進して血糖値を高め，脂肪細胞でのTG分解を促進して血中遊離脂肪酸濃度を高めるといったエネルギー供給系に対する作用をもつ．また，日中に損傷した骨格筋細胞の修復や回復は睡眠中によく行われるが，これは夜間（睡眠中）に成長ホルモンの分泌が増大するためである．

## ②安静時（食後）の糖・脂質代謝と内分泌機能

運動時とは逆に，安静時（食後）には食物から摂取した栄養分を身体に蓄積する，すなわち同化の代謝過程が促進される（表5-2）．インスリンが主な役割を担い，同化過程を促進する方向へ導き，脂肪やグリコーゲンなどのエネルギー基質を貯蔵するとともに，骨格筋線維の肥大（たんぱく質合成促進）など身体づくりにも関わる．

### a インスリン

インスリンは膵臓のランゲルハンス島β細胞から分泌され，血糖値を低下させるホルモンとして知られているが，その作用は多岐にわたる．血中グルコースの骨格筋細胞，脂肪細胞への取り込みを促進し，骨格筋では取り込んだグルコースからグリコーゲンを合成し，貯蔵する．脂肪細胞では，グルコースをグリセロー

**表5-2 食後の代謝調節に働くホルモン**

| 食後の糖・脂質代謝を調節するホルモン | 肝グリコーゲン合成 | 脂肪組織TG合成 | 筋たんぱく質合成 |
|---|---|---|---|
| アドレナリン | ↓ | ↓ | ↓ |
| グルココルチコイド | ― | ↓ | ↓ |
| 成長ホルモン | ― | ↓ | ↑ |
| インスリン | ↑ | ↑ | ↑ |

↑：促進 ↓：抑制

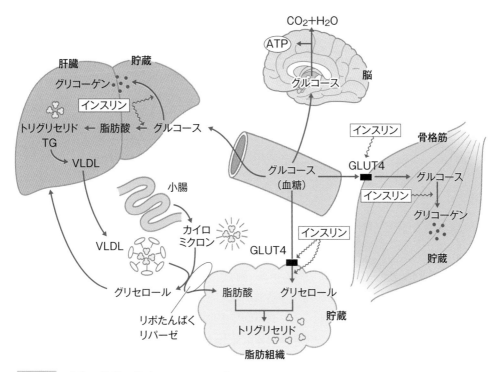

**図5-9　食後の代謝の概略とホルモンの作用**

ル3-リン酸に変換し，食事由来の脂肪酸と合わせてTGを合成して貯蔵する．
このため，食後の血中のインスリンとグルコースならびにTGの増加は，脂肪細
胞での脂肪合成・貯蔵に直接関与する．また，肝臓においても，インスリンは食
後に取り込まれたグルコースの肝グリコーゲンへ合成・貯蔵を促すとともに，脂
肪酸合成経路も活性化し，肝中のTG貯蔵を促す（**図5-9**）．

　また，インスリンは骨格筋に作用してアミノ酸の取り込みを増加させて筋たん
ぱく質合成を促進し，筋たんぱく質の異化を抑制する．この作用を背景に，運動
（レジスタンス運動）後のタイミングでのアミノ酸と糖質の同時摂取により血中
のアミノ酸とインスリンレベルを上昇させ，骨格筋での筋たんぱく質合成を促す
方法が提唱されている．

## D　運動とアミノ酸代謝

### 1　身体づくりとたんぱく質・アミノ酸

　摂取したたんぱく質はアミノ酸に分解されて消化吸収される．血中アミノ酸は，
全身の組織・細胞に運搬されて取り込まれ，必要なたんぱく質の合成に利用され
る．一方，体内のさまざまなたんぱく質は常にその一部が分解されているため，
日々のたんぱく質摂取によるアミノ酸供給は身体づくりのために必要不可欠であ
る．たんぱく質の合成と分解のバランスにより身体は成り立っており，このこと

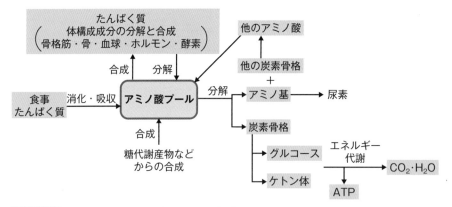

**図5-10** アミノ酸代謝の概略とアミノ酸プール

は，骨格筋・骨・血液などの運動と直接関わる組織・細胞においても同様である．合成が分解を上回ると骨格筋量・骨量の増加や造血が促進され，分解が合成を上回ると筋萎縮や骨量減少，貧血などが起こる．食事からのたんぱく質やアミノ酸の供給が不足するとたんぱく質合成が停滞する原因となる．

　たんぱく質の構成成分になっていないアミノ酸をアミノ酸プールとよぶ．食事中のたんぱく質の分解・吸収や体内のたんぱく質の分解により血中や細胞中に存在しているアミノ酸である．これらのアミノ酸は，骨格筋中でエネルギー源として活用されたり，さまざまな臓器の細胞内で次のたんぱく質合成に利用されたり，肝臓中で糖新生の材料になったりする（図5-10）．

### ②　運動のエネルギー源としてのアミノ酸

　たんぱく質を構成するアミノ酸は，身体づくり，すなわち身体構成成分としての役割が重要である．エネルギー代謝により大量に分解されることはないが，食事による糖質や脂肪の摂取量が少ない条件，特に飢餓時にはエネルギー基質（ATP合成のための材料）として重要な役割を果たす．

　運動時のエネルギー源として重要なアミノ酸は**分岐鎖（分枝鎖）アミノ酸**（branched chain amino acids：BCAA；**バリン，ロイシン，イソロイシン**）で，筋細胞中においてエネルギー代謝過程でエネルギー生成に直接利用される．その他のアミノ酸も有酸素系の代謝過程の中間代謝産物に変換されてTCA回路系に入り，エネルギー源となる（図5-11）．

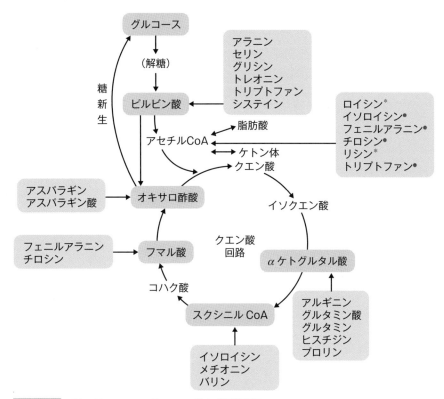

**図 5-11　糖原性・ケト原性アミノ酸と代謝過程**

*はケト原性アミノ酸.
●は糖原性かつケト原性アミノ酸.

## 練習問題 ////////////////////////////////////

**以下の問題について, 正しいものには○, 誤っているものには×をつけなさい.**

1. 運動時に, 筋肉ではグルコース 6-リン酸からグルコースが生成される.

2. 運動時に, 白筋では解糖系による乳酸生成が抑制される.

3. 運動時に, 肝臓ではアミノ酸からのグルコース合成が抑制される.

4. 運動時に, 筋たんぱく質の合成が促進する.

5. 運動時に, 筋細胞の細胞質内で脂肪酸の β 酸化が促進する.

6. 運動時に, 脂肪組織から遊離脂肪酸の放出が亢進する.

7. インスリンは, 肝臓でのグリコーゲンの合成を抑制する.

8. アドレナリンは, ホルモン感受性リパーゼ活性を低下させる.

9. グルココルチコイドは, 体たんぱく質や脂肪の同化を促進する.

10. 成長ホルモンは, 脂肪細胞のトリグリセライドの分解を促進する.

# 第6章

# 環境と運動・栄養

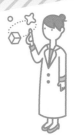

## この章で学ぶこと

- ストレス時の生理的応答と運動・栄養について学ぶ
- 温度・気圧・無重力環境による生理的応答と運動・栄養について学ぶ
- 各種環境条件曝露による適応と馴化について学ぶ
- 災害時の運動不足・栄養課題への対策と準備について学ぶ

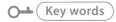 **Key words**

運動とストレス，温度環境・気圧環境・無重力環境と運動・栄養，災害時の運動・栄養

## A 運動とストレス

　外的刺激（身体的ストレス，社会・精神的刺激ストレス）が加わると，その外的刺激から心身を防御する機構が働き，生体内でさまざまな反応が生じる．これを**ホメオスタシス**という．ハンス・セリエ（Hans Selye）は，外界から心身に異常をもたらす外的刺激に対して身体で起こる一連の生理応答を**ストレス**とよび，ストレスを引き起こす要因のことを**ストレッサー**とよんだ．ストレッサーには，温度や騒音（物理的要因），酸素不足や薬物（化学的要因），細菌や花粉（生物的要因），過度な労働や睡眠不足（生理的要因），外傷や手術などの身体侵襲などのほかに，仕事や人間関係，家族の死などの社会心理的要因などが挙げられる．

　適度なストレス刺激は，外的刺激から身体を防衛するための能力を向上させる．ストレスへの耐久性を獲得してストレスに慣れる状態をストレスへの「適応」という．しかし，過度のストレス刺激は，心身に大きな負担をかけてコンディションの低下や体調不良を招く．

　運動も身体的ストレスの1つと捉えることができる．運動刺激の繰り返しによ

り，身体が運動ストレスへの耐久性を得て，骨格筋や呼吸・循環器系をはじめ自律神経系や内分泌系の機能が亢進する変化が現れる．この適応変化は運動習慣によるトレーニング効果とみることができる．運動ストレスにより獲得したストレスへの防衛能力は，他のストレス刺激が加えられたときにも防衛能力を発揮する場合があり，運動習慣はストレスに対する適応能力の獲得に効果がある．

### ① ストレスと内分泌系・自律神経系

ストレスに対応する内分泌系と自律神経系の応答を**図6-1**に示した．ストレスを認知した脳の視床下部から下垂体前葉，副腎皮質へとつながる刺激により3つのホルモンが分泌され，グルココルチコイドの刺激によりエネルギー代謝（消費）が促進され，身体に貯蔵されている栄養物の分解が亢進し，体脂肪や体たんぱく質の異化（分解）が促進される．肝臓では糖新生も促進され，血中のグルコース濃度（血糖値）が上昇する．

また，ストレスは視床下部を介して自律神経系の交感神経も刺激する．そのため，大きなストレス刺激を受けると興奮状態となり全身の生理的変化（**表6-1**）がもたらされる．

過度のストレス刺激は，「自律神経障害」「うつ」「摂食障害」などの心理的不調・神経障害や脳血管疾患，虚血性心疾患，悪性腫瘍など重篤な疾病へとつながる可能性があり，ストレスに対する防御機構の獲得やストレッサー自体の除去や緩和に向けた対策が重要である．

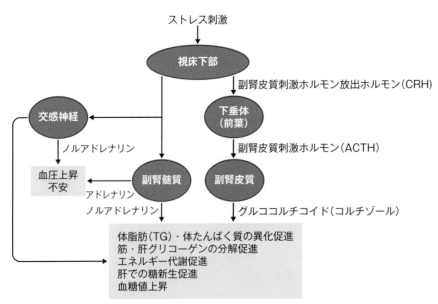

**図6-1　ストレス刺激に対する内分泌系・自律神経系の応答**
CRH：corticotropic-releasing hormone
ACTH：adrenocorticotropic hormone

**表6-1　ストレスによる生理的変化**

| 交感神経系 | 緊張 |
|---|---|
| 呼吸・循環器系 | 血圧・心拍数・呼吸数の上昇，血管収縮（緊張） |
| 代謝系 | 異化過程の促進，体たんぱく質・体脂肪の分解促進，エネルギー代謝の亢進 |
| 胃腸系 | 胃酸分泌増大，胃粘液分泌低下，胃腸機能低下，消化機能低下 |
| 睡眠 | 不眠，入眠障害 |

**表6-2　全身性汎適応症候群（ストレス症候群）**

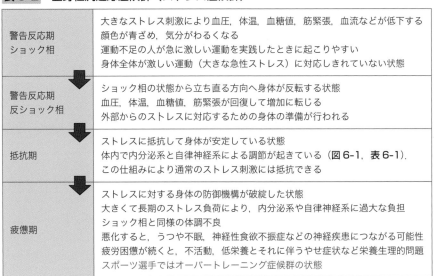

| 警告反応期 ショック相 | 大きなストレス刺激により血圧，体温，血糖値，筋緊張，血流などが低下する 顔色が青ざめ，気分がわるくなる 運動不足の人が急に激しい運動を実践したときに起こりやすい 身体全体が激しい運動（大きな急性ストレス）に対応しきれていない状態 |
|---|---|
| 警告反応期 反ショック相 | ショック相の状態から立ち直る方向へ身体が反転する状態 血圧，体温，血糖値，筋緊張が回復して増加に転じる 外部からのストレスに対応するための身体の準備が行われる |
| 抵抗期 | ストレスに抵抗して身体が安定している状態 体内で内分泌系と自律神経系による調節が起きている（**図6-1**，**表6-1**）． この仕組みにより通常のストレス刺激には抵抗できる |
| 疲憊期 | ストレスに対する身体の防御機構が破綻した状態 大きくて長期のストレス負荷により，内分泌系や自律神経系に過大な負担 ショック相と同様の体調不良 悪化すると，うつや不眠，神経性食欲不振症などの神経疾患につながる可能性 疲労困憊が続くと，不活動，低栄養とそれに伴うやせ症状など栄養生理的問題 スポーツ選手ではオーバートレーニング症候群の状態 |

## ②　ストレスによる症候群（全身性汎適応症候群）

　全身性汎適応症候群は，ストレッサーによる刺激後の身体状況の経時的変化として説明されている．警告反応期は刺激直後の**ショック**＊相と，刺激によるショックから立ち直る過程の反ショック相から成る．抵抗期は，前述したストレス刺激で起こる一連の生理的応答によりコンディションを一定に保っている状態である．ストレス刺激が長期にわたり生理的応答では対応しきれない状況が疲憊期となる．運動も含めたストレス刺激が加わると，身体での生理的反応は**表6-2**のように進行する．

＊**ショック（医学用語）**：血圧低下・血流減少などの循環障害を伴う症状．疾患を伴う末梢循環障害では死にいたる場合もある．

## ③　休　　養

　ストレスによる心身の疲労の改善のためには休養が必要である．休養には古くから睡眠など安静を保つ**消極的休養**と，適度な身体活動を伴う**積極的休養**の2つの概念がある．ストレスを緩和させるための休養では両者とも重要な役割がある．

## 表6-3　運動によるストレス緩和の効果の変化

| 精神健康度 | 活力・気力の増加，怒りの軽減，楽しい気分，気分転換，リラックス，リフレッシュ |
| --- | --- |
| 自律神経バランス | 運動時：交感神経優位，安静時：副交感神経優位<br>安静時心拍数減少，血圧低下，末梢血管拡張，睡眠障害の軽減 |
| 細胞内 | 熱ショックたんぱく質（HSP）* の増加，異常たんぱく質の除去，細胞内ストレスの緩和 |
| 抗酸化系 | 活性酸素の消去系の能力向上，抗酸化酵素の増加，過酸化脂質の減少 |

＊ 熱ショックたんぱく質（HSP：heat shock protein）：温熱刺激，運動，細菌，炎症などの刺激により細胞内で増加するたんぱく質．このたんぱく質の発現が各種ストレスに対する防御機構を発揮させる引き金となる．運動はHSPを増加させる．

### a　積極的休養　〜運動〜

　身体活動（運動）を伴う休養（リフレッシュ）には，ストレスによる心身の不調を緩和する効果がある．運動の効果を表6-3にまとめた．ストレスの多い生活習慣の中でも休日に積極的に屋外に出て身体活動を伴うリフレッシュ活動をすることが望ましい．

　一方で，疲労感のある中での身体活動には注意が必要である．本人に意欲がある場合に限り行うことを勧め，無理強いは禁忌である．ストレスによる心身の不調を起こす前に，適度な身体活動によりストレスを緩和させることが望ましい．

### b　消極的休養　〜睡眠〜

　睡眠による休養は，健康づくりのもっとも基本となる生活習慣であり，消極的休養の主体である．しかし，現代人のなかには夜型生活を送る者や睡眠時間の短い者も多く，睡眠障害の問題を抱えている場合がある．適度な身体活動は良好な睡眠確保に効果があり，日中の身体活動と夜間の睡眠のバランスを適正に保つことにより身体は十分な休養をとることができる．厚生労働省は1994（平成6）年に「健康づくりのための休養指針」を，2014（平成26）年に「健康づくりのための睡眠指針」をまとめた（☞ p.188，付録参照）．管理栄養士には，担当する栄養教育・健康教育の中で休養に関する情報も含めて生活習慣について指導する役割が求められている．

##  B　温度環境と運動

　ヒトの身体はおよそ37℃の恒温状態で細胞の働きが適正に維持される．外気温が一定の温度を超えて高温／低温になり，体温が上昇／低下して適正な範囲から逸脱してくると，身体が高温(暑熱)／低温(寒冷)刺激を感知して体温を適正な状態に保つためにさまざまな生理的応答が起こる（表6-4）．

　体熱を産生する生理的因子には基礎的熱産生（基礎代謝），筋運動（筋収縮），食事誘発性熱産生（特異動的作用），非ふるえ熱産生（褐色脂肪細胞による発熱），戦慄（ふるえ）などがあり，体熱を放散する物理的な仕組みには，輻射*，空気

＊ 輻射による温(冷)熱：太陽からの熱やたき火による暖熱のように，熱源に直接触れなくても温熱を感じる．冷たい金属の近くでは冷熱を感じる．このような熱のことを輻射熱という．

表6-4 温度環境と熱産生・熱放散

| 低温環境における熱産生 | 高温環境における熱放散 |
| --- | --- |
| 基礎的熱産生（基礎代謝）<br>食事誘発性熱産生<br>非ふるえ熱産生（褐色脂肪細胞）<br>戦慄（ふるえ），骨格筋不随意収縮<br>皮膚血流の低下，放熱抑制<br>意識的な筋活動，身体活動 | 物理的な放熱<br>　：輻射，熱伝導，対流<br>　蒸発（不感蒸泄）<br>発汗による蒸発<br>皮膚血流の増加，放熱促進<br>意識的な行動（着衣などの調節） |

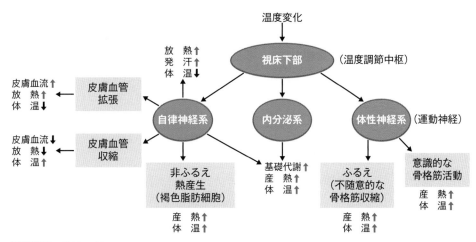

図6-2 体温調節のしくみ

や物体への熱伝導，空気の対流，蒸発（不感蒸泄*）などがある．両者のバランスにより体温は成立している（図6-2）．

　内臓や脳などは37℃の適温な状態が常に維持されなければならない臓器である．これらの部位の体温を**深部体温（核心温）**，皮膚表面に近い部分の体温を**皮膚温（外殻温）**とよぶ．皮膚温（外殻温）は，外気温により変化し，寒冷時の末端の皮膚温は30℃近くまで下がることもある．

**＊不感蒸泄**：呼気や皮膚表面から常に一定の水分が蒸発している．発汗による蒸発は含まない．1日あたり呼気中へ300 mL，皮膚表面から600 mL程度蒸発するとされる．

## ①　高温環境と運動

### a　高温環境による生理的応答

　ヒトの身体が高温に曝露されて体温が上昇すると，皮膚の**温熱受容器**が感知して体温調節の中枢である**視床下部**にその情報が伝わり，視床下部から自律神経系を介した調節により発汗や皮膚血流の増加が起こる．発汗により体表面から水分が蒸発する際の放熱と皮膚表面を高温の血液が流れる際の放熱により体温が低下する．

　発汗が増大して脱水が進むと，体水分量の低下により**下垂体後葉**から**バソプレシン**の分泌が増加して，腎臓での水の再吸収が増大し，水分の排泄を抑制する．また，発汗によりナトリウムの排泄が増大し，水のみを補給していると低ナトリ

ウム血症となり，副腎皮質より**電解質コルチコイド（アルドステロン）**の分泌が増大して，腎臓でのナトリウム再吸収が増加し，その排泄が抑制される．

## b 運動と熱中症予防

熱中症とは，暑熱環境がもたらす体温上昇，発汗増加により起こる症状の総称である．症状により軽症から重症まで分類される．**表6-5**に熱中症の症状と対処法をまとめた．Ⅲ度（重症）は**熱射病**とよばれ，多臓器不全から生命の危機にいたる症状であり，一刻も早く身体を冷却して病院に搬送し，輸液を行う必要がある．

筋収縮は発熱を伴うため，運動時には体温が上昇する．高温環境下での運動は体温上昇が著しく，熱中症発生の危険性が高い．多量の発汗により脱水が進むと頭痛や吐き気，ふらつき，頻脈，血流低下，大きな疲労感などが起こる．早急に涼しいところで休ませ，低温の水分補給や身体を冷やして体温上昇を防ぐ必要がある．このときに多量の水だけを摂取すると低ナトリウム血症となり，骨格筋のけいれんなどが起こる．ナトリウム（電解質）を含む水分補給が必要であり，スポーツ飲料の利用が有用である．

日本スポーツ協会は『スポーツ活動中の熱中症予防ガイドブック』を作成し，協会のホームページで公開している（https://www.japan-sports.or.jp/Portals/0/data/supoken/doc/heatstroke/heatstroke_0531.pdf）．その中で，運動指導者やスポーツ選手に対し，運動中に水分（塩分）を自由に摂取できる環境の整備と，

**表6-5　熱中症の症状と対処法**

| 分　類 | 原因・症状 | 対　処 |
|---|---|---|
| Ⅰ度<br>軽症 | • 多量の発汗後，水のみを補給した場合に起こりやすい<br>• 低ナトリウム血症<br>• 筋肉の痛みやけいれんなどが起こる<br>• 熱けいれんともいう<br>• 熱失神，立ちくらみ | • 服をゆるめて涼しいところで休ませる<br>• 生理食塩水（0.9%食塩水）を補給する<br>• 足を高くして横になる |
| Ⅱ度<br>中等度 | • 多量の発汗後，水分・電解質の補給が足りない場合に起こりやすい<br>• 多量の発汗，血圧の低下，脈拍数の上昇，頭痛，めまい，吐き気，嘔吐，全身倦怠感，脱力感，疲労感，皮膚蒼白<br>• 体温はあまり上昇していない<br>• 熱疲労・疲憊ともいう | • 服をゆるめて涼しいところで寝かせる<br>• 水分や薄い食塩水（スポーツ飲料など）を補給する<br>• 自身で飲水できない場合は輸液が必要 |
| Ⅲ度<br>重症 | • 体温の調節機能の破綻<br>• 高体温（40℃以上），汗は出つくして発汗低下<br>• 頭痛，めまい，吐き気，嘔吐，虚脱<br>• 意識障害（異常言動，錯乱，意識喪失），しっかり歩けない<br>• 全身の臓器機能障害により死の危険性が高い<br>• 熱射病ともいう | • 身体を冷やす<br>• 水やアルコールをかけてあおぐ<br>• 皮膚に近い血管（脇の下，足の付け根など）をアイスパックなどで冷やす<br>• 一刻も早く病院へ搬送して集中治療室へ<br>• 輸液が必須 |

成長期の児童・生徒のスポーツ活動においては教員や監督・コーチによる水分(塩分)補給と休憩の確保を広く呼びかけている．高温環境下での長時間の運動継続は体温上昇を促進するため，適切な休憩時間の確保は必要不可欠である．

以下に，高温環境下でのスポーツ活動時の注意点を示す．日本スポーツ協会による「熱中症予防運動指針」(☞ p.187，付録参照)も参考にされたい．
- 気温や湿度の確認：高温多湿の条件によりスポーツ活動の自粛や軽減も行う．
- 睡眠や食事のコンディションを整える：朝食摂取や前日の就寝時刻などを確認する．
- 服装は軽装で帽子やタオルも使う．
- 活動前に水分を摂取する（目安：250〜500 mL）．
- 活動中に水分を摂取する（15〜20分ごとに少量ずつこまめに摂る）．
- 水分摂取は個人の発汗量に合わせて行う（目安：0.5〜1 L/1 時間）．
- 活動による体重減少は体重減少前の体重の2%までに抑える．
- 長時間の場合は塩分も必要．スポーツ飲料を活用する．
- 日陰で休憩できる環境を整える．
- 身体を冷やせる準備をしておく（氷や冷やしたタオル，うちわなど）．
- 万が一，体調不良が起きた場合の救急体制を確認しておく．

熱中症は，気温が30℃を超えないような環境や，運動会の練習などの低〜中強度の身体活動中，高齢者や幼児などでは室内での生活中にも発生している．対象者の現状把握と熱中症対策について日常的に取り組む必要がある．

### c 高温環境と栄養

高温環境では食欲が低下するため**食事量の確保**，発汗により失われる**ミネラル**，**ビタミン類**の摂取量を確保することが重要課題となる．特に運動量の多いスポーツ選手，中高生のクラブ活動の選手ではエネルギー不足，たんぱく質不足，ビタミン（B群・C）・ミネラル（鉄・カルシウムなど）不足に配慮した食事計画が必要である．また，貧血傾向は発汗量の多い時期に悪化するので，食事の面からも対象となる選手の**貧血予防**に配慮する．食欲低下への対応では，食べやすい食感や味つけ，食形態，高栄養価・高エネルギー食品の利用なども必要である．補食や間食を利用して必要な栄養素の補給を目指したい．

### ② 低温環境と運動

外気温が一定の温度を超えて低温になると，身体は**寒冷刺激**を認識し，体温を適正な状態に保つためにさまざまな生理的応答が起こる．

### a 低温(寒冷)環境による生理的応答

低温環境下では筋収縮に伴う熱発生により体温低下を抑制するために，ふるえや鳥肌などの不随意的な筋収縮が起こる．また，**交感神経が興奮**して**副腎髄質ホ**

ルモン（アドレナリン，ノルアドレナリン）が分泌され，血圧が上昇し，エネルギー代謝や熱産生が促進される．褐色脂肪細胞における非ふるえ熱産生も増加する．皮膚血管が収縮し，皮膚血流が低下して熱放散が抑制される．さらに，副腎皮質ホルモン（グルココルチコイド），甲状腺ホルモン（サイロキシン）の分泌の促進などによって基礎代謝量が増加する．熱産生のためにエネルギー消費が高まり，グリコーゲンの分解，脂肪分解，たんぱく質分解が促進し，アミノ酸によるエネルギー供給や糖新生も促進される．

寒冷馴化とは，低温環境に順応して寒さに慣れる現象であり，熱産生能力が高まり，放熱を抑制する仕組みが亢進する．骨格筋のふるえが減少して，非ふるえ熱産生が亢進し，皮膚表面からの熱放散の抑制や発汗の低下が起こる．食欲が亢進し，皮下脂肪厚の増加も起こる．

### b 低温環境と身体活動

寒さ対策のためには，身体活動による熱産生がもっとも効果的である．骨格筋の収縮により発熱し，血流が促進し，身体全体への血液と体温の分配により身体は暖められる．しかし，寒冷曝露ではエネルギー代謝が促進しているため，通常の身体活動よりもエネルギー消費が増加して疲労度も増す．また，寒冷条件では血圧が上昇するため，特に中高齢者で注意が必要である．暖かい服装をしたうえで，準備運動には時間をかけることで，徐々に体温を高める．主運動には有酸素運動を中心に行い，息むような高強度の筋運動は避けるべきである．また，身体活動中に発汗が起こる場合には，終了後すみやかに着替えて体温が低下しすぎないように配慮する．

### c 低温環境と栄養

低温環境では，エネルギー代謝（基礎代謝を含む）が亢進して身体構成成分の異化過程が促進しているため，エネルギー摂取量（糖質，脂質）の確保と食事誘発性熱産生のもっとも高い栄養素であるたんぱく質摂取量の増加が必要である．また，エネルギー蓄積，耐寒作用，非ふるえ熱産生の観点から脂質の摂取量も確保する必要がある．また，エネルギー代謝促進の観点からビタミンB群・Cも重要である．食事は熱産生の大切な条件であるため，欠食は耐寒能を低下させる．バランスのよい食事を心がけて耐寒能を向上させたい．

## C 気圧環境と運動

気圧の変化は，通常の1気圧（760 mmHg）のレベルから高度の上昇による低圧環境と，水中環境による高圧環境の2種類がある．高地での生活や登山などにおける低圧環境では，外気の酸素分圧が低下することによる低酸素環境の影響が主となる．低地（通常の酸素環境）で生活している者が高地での低酸素環境に曝露されると大きなストレスとなり重篤な体調不良も起こる．同様に，水中への潜

水活動では高圧環境に曝露されることにより，潜水後に通常の1気圧環境へ急に戻った場合には，大きなストレスを受ける．

### 1 高圧環境における身体

水中に潜水する際には，1気圧以上の水圧がかかる．素潜りで潜れる水深は数m〜20m程度であるが，それ以深は圧縮空気を供給して潜水する．その影響から高圧環境における症状が起こる（表6-6）．安全のためには，水深に合わせた適切な圧縮ガスを用い，高圧エリアから地上に戻るときには時間をかけてゆっくりと上昇する．

### 2 低圧（高地・低酸素）環境における身体

#### a 低圧（低酸素）環境による生理的応答

高度が上昇すると，空気中の酸素含有率は約21％と平地と変わらないが，気圧および酸素分圧が低下して低酸素状態になる．その結果，肺胞酸素分圧が低下し，肺における血液への酸素の取り込み量が減少する．エネルギー代謝が抑制され，呼吸・循環器系や血液性状などに変化や障害が生じる．

肺の酸素分圧が低下すると，主に頸動脈小体や大動脈小体の末梢化学受容器を刺激し，呼吸が亢進する（表6-7）．呼吸の亢進により脱水が起こりやすい．

ヘモグロビンと酸素の親和度（解離度）を示すS字状のグラフがヘモグロビ

#### 表6-6 高圧環境で起こる症状

| | |
|---|---|
| 酸素中毒 | 高圧酸素吸入により血漿中の酸素が過剰となる<br>疲労，胸痛，徐脈，肺・気管支炎症など |
| 窒素中毒 | 窒素酔い，麻酔効果<br>アルコール酔いと同様の症状<br>判断力・思考力の低下，知覚異常，意識障害など |
| 減圧症<br>（潜水病）<br>（ケイソン病） | 深い水深（高圧エリア）から短時間で地上に戻るときに起こる<br>高圧状態から急激に減圧されると起こる<br>高圧ガスの吸入により血液中に溶解されている多量の窒素ガスが血液中で気泡となりガス塞栓を起こす<br>筋肉・関節痛，頭痛，めまい，呼吸困難など |

#### 表6-7 低酸素環境による身体の変化と低酸素症

| | |
|---|---|
| 低酸素曝露の影響 | 肺酸素分圧・動脈血酸素分圧の低下<br>1回換気量，呼吸数，安静時心拍数，心拍出量の増加<br>脱水の促進（換気量増大による），口渇感の低下<br>腎からエリスロポエチン分泌の増加による造血促進<br>赤血球，ヘモグロビン，ヘマトクリット値の増加（高所馴化）<br>ヘモグロビン酸素解離曲線の右方シフト |
| 低酸素症（高山病）の症状 | 高度3,000m以上で起こるめまい，吐き気，不安，過度の疲労感，倦怠感，呼吸困難，頭痛，思考力の低下，無気力，不活動，チアノーゼ，意識消失<br>高度2,000m辺りでも，身体活動を伴うと起こることがある．登山では要注意 |

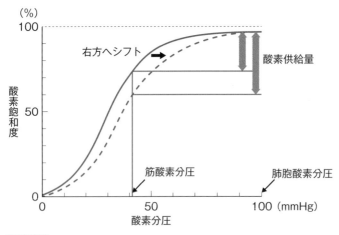

**図 6-3　ヘモグロビン酸素解離曲線**
低酸素曝露によりグラフは右方へシフトして組織(筋)への酸素供給が増大する.

ン酸素解離曲線である. 肺では(酸素分圧 100 mg)ヘモグロビンは約97％酸素と親和(結合)しているが, 組織(細胞)では酸素分圧が低下するためヘモグロビンと酸素の親和度が低下し, ヘモグロビンから組織へと酸素が供給され, ヘモグロビンの酸素飽和度が低下する**(図6-3)**. 低酸素に曝露されると, グラフは右方移行して組織での酸素供給量が増加する.

**低酸素症**は, 高度3,000 m以上の場所において, 安静状態でも数時間滞在すると起こる症状であるが, その程度には個人差がある. 高度2,000 m以下ではほとんど起こらないとされているが, 登山やランニングなど身体活動を伴うと低い高度でも発生する. 特に慣れない登山では, 高地の特性である乾燥や低温なども影響し, 身体の疲労と脱水, 低酸素症から重篤な事故につながる可能性があり注意が必要である.

### b 低圧環境と運動

低圧(低酸素)環境下では, 酸素の供給が常圧環境下と比較して少ないため, 酸素不足の中での運動となる. **高地(低酸素)トレーニング**とは, 高地(1,500 m～2,000 m程度)に滞在して低酸素状態でトレーニングをし,高地馴化により呼吸・循環器系機能や血液性状の適応により酸素運搬能力を向上させ, **持久的運動能力**を増加させる方法である. 現在は, 平地に低酸素環境のトレーニング施設が設置され, 国立スポーツ科学センターには, 滞在するエリアも低酸素環境にできる施設もある. しかし, 低酸素環境への適応能力には個人差が大きく, トップレベルのスポーツ選手においても低酸素による体調不良が起こる場合があり, 特に, 試合(レース)前の低酸素トレーニングでは,選手の生理的特性に合わせたコンディション調整が必要である. 生活を低酸素環境で過ごし, トレーニングは常酸素環境で行うトレーニング法(**Living High & Training Low**)は体調不良を軽減し, なおかつ低酸素環境による効果を得るための低酸素トレーニング法として知られている.

### c 高地環境（登山）と栄養

　高地登山では，一般に脱水や体重減少が起こるため，**水分・電解質の補給**を積極的に行う必要がある．疲労で食欲が減退しており，食糧を携行することから，軽量で高エネルギー・高栄養価の食品の活用が有効である．簡易に調理可能なフリーズドライ食品や栄養価の高いビスケット型の総合栄養補助食品などは利用価値が高い．ビタミンB群や，紫外線対策として抗酸化能のあるビタミンCやEにも配慮が必要であり，サプリメントも用量を守って使用するとよい．

## D 無重力（宇宙）環境と運動

　管理栄養士に無重力環境の学習が必要なのかと驚くかもしれない．しかし，加齢による高齢者の身体機能の低下が，無重力環境によって身体に起こる変化と一致する点が多いことがその背景となっている．

### 1 無重力環境による生理的変化

　無重力曝露によりもっとも顕著に現れるのは，骨格筋と骨の**廃用性萎縮**\*である．重力負荷がなくなるだけで骨格筋の萎縮と骨の脱灰が劇的に起こる．**骨吸収**\*の促進と尿中への**カルシウム排泄の増大**が生じる．高齢者においても不活動，寝たきりにより同様の現象が起こる．筋萎縮は無重力環境や加齢で促進する．予防のためには宇宙滞在前と滞在中の運動（レジスタンス運動やストレッチ）が重要である．高齢者も同様に，若年齢時代から行う運動を高齢者になっても継続することが望ましい．宇宙飛行士は宇宙滞在中に毎日欠かさず運動トレーニングを実施し，重力環境への帰還に備えるが，骨格筋および骨の萎縮を完全に予防することはできない．

　また，無重力環境は自律神経系，循環器系に大きな影響をもたらし，さまざまな体調不良を起こす(表6-8)．**宇宙酔い**は，宇宙環境曝露初期に吐き気や嘔吐が起こる症状である．**循環血液量の減少**や**血流配分の混乱**なども代表的な症状である．

### 2 無重力環境と栄養

　骨格筋と骨の異化が促進しているため，食事からの**たんぱく質**，**カルシウム**の摂取確保が重要課題である．エネルギー消費量に見合った食事量も必要なため，バランスのよい食事が前提である．このことはサルコペニアが危惧される高齢者も同様である．現在では，レトルト食品などを活用して充実した食環境が整えられており，宇宙環境でも通常の食事とおおむね同様の食生活を営めるようになっている．

\* **廃用性萎縮**：無重力や不活動などにより筋量・骨量の減少を起こす．無重力曝露や運動不足の高齢者の特徴的な症状である．

\* **骨吸収**：骨からカルシウムが血中に放出されて骨量が低下すること．無重力曝露により促進される．

**表6-8 宇宙環境による身体の変化**

| | |
|---|---|
| 骨格筋 | 筋たんぱく質分解の促進<br>尿中窒素排泄量の増加<br>筋量，筋力の減少（特に抗重力筋，下肢筋群） |
| 骨 | 骨吸収の促進<br>尿中カルシウム排泄量の増加<br>骨密度の減少 |
| 自律神経系 | 起立性血圧調節障害（帰還後）<br>宇宙酔い（滞在初期）の発生<br>消化機能の低下 |
| 血液・循環器系 | 循環血液量の減少<br>赤血球の減少，貧血<br>血流配分の混乱（滞在初期）<br>上半身に体液の貯留，顔面浮腫（ムーンフェイス） |

◇ **コラム 宇宙科学の発展と高齢者の健康**

宇宙飛行により著しい骨量減少，筋萎縮，自律神経系の乱れなどが起こることがわかり，その原因の究明と予防について運動生理学的，医学的研究が進められた．無重力環境，太陽による照度サイクルがない環境，大きなストレス状態などがこれらの症状の原因であり，その予防のために適切な運動トレーニング，照度サイクルの適応，規則正しい食事などが重要であることもわかり，宇宙飛行士の健康維持のための知識と技術は大きく進歩した．宇宙空間でも，有酸素運動により心肺機能の低下を予防でき，またトレーニング機器を用いたレジスタンストレーニングにより筋萎縮を軽減できる．一方，宇宙空間で起こるこれらの身体の不調は，加齢に伴う高齢者の身体特徴と似ており，特に，長期間の寝たきり状態では，無重力環境の影響と同様に骨と骨格筋への大きな負の影響が生じる．そこで，宇宙科学の発展により得られた知見が高齢者の健康寿命の延伸に応用されている．加齢に伴う骨・筋の廃用性萎縮や自律神経系の不調などの予防のために，規則正しい睡眠と食事の習慣，レジスタンス運動を含めた運動トレーニングの実践などが必要であり，高齢者になる以前からの適切な生活習慣の維持と健康行動が求められている．

# E 災害時の運動と栄養

大きな災害時には避難生活を送ることを余儀なくされ，通常の生活習慣が不可能となり，食生活の悪化と運動不足から体調不良が増加することがある．現在，事前の準備と事後の対応について，各自治体や組織，施設などにおいてさまざまな取り組みが展開されている．

### ① 避難生活と運動

　国立研究開発法人医薬基盤・健康・栄養研究所 国立健康・栄養研究所は，避難生活で生じる健康問題を予防するための運動・身体活動について，特に，座りきり・寝たきりになる高齢被災者や，いわゆる**エコノミークラス症候群（深部静脈血栓症）**\*の予防のために少ないスペースで短時間に効果的に行える運動・身体活動をエビデンスに基づき紹介している（☞ p.189，付録参照）．これらは血流をよくして血栓を防ぎ，不活動による高齢者の身体機能の低下を予防するための活動・運動である．

　また，運動だけでなく「"ふくらはぎ"や"ふともも"を揉むといったマッサージを行う」などの予防法も紹介されている．一方，救助活動や復旧活動において重労働を行っている人に対しては，適切な休息をとることを奨励している．

**＊エコノミークラス症候群（深部静脈血栓症）**：長時間，同じ座位姿勢などにより脚部の深部静脈が圧迫されて血栓ができた後，活動したときに血栓が血管内を移動して脳や肺などで塞栓を起こす症状．

### ② 災害時の栄養

　日本栄養士会は，2011（平成23）年に災害時の**栄養・食生活支援マニュアル**を発表し，避難生活での食生活の支援活動の具体的な内容と手順を示している．また，日本栄養士会災害支援チームを発足させ，被災地への支援活動を行っている．2016（平成28）年4月の熊本地震の際には熊本県栄養士会は日本栄養士会と連携して被災地に入り支援を実施した（**図6-4**）．

　支援マニュアルでは，各施設や避難所において①震災発生24時間以内（フェイズ0）では主食（パン類，おにぎり）・高エネルギー食品の提供，②72時間以

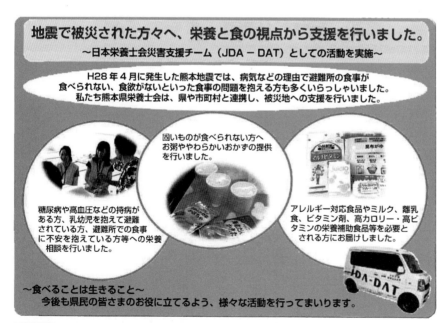

**図6-4　地震被災地への栄養士活動**

[熊本県栄養士会：広報紙りんどう第3号（2016年11月15日），p.4より引用]

内（フェイズ1）では炊き出し，③4日目〜1ヵ月（フェイズ2）では弁当支給とたんぱく質不足，ビタミン・ミネラル不足に対応，の手順が示されている．しかし，実際の熊本地震後の調査*によると，フェイズ1においても約半数の施設で水の使用が不可能であり，マニュアル通りの支援は困難であったことが報告されている．それぞれの施設や組織において，災害時の食事計画について具体的な状況を想定したマニュアルと行動計画を立て，訓練を重ねる必要がある．

＊ 脇田和ら：熊本地震時の管理栄養士・栄養士活動に関する調査研究，第64回日本栄養改善学会学術総会講演要旨集，p.323，2017

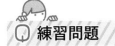

## 練習問題

**以下の問題について，正しいものには○，誤っているものには×をつけなさい．**

---

1. ストレス時の警告反応期のショック相では，血圧が低下する．

2. ストレス時の警告反応期の反ショック相では，体温が低下する．

3. ストレス時の抵抗期には，副腎皮質刺激ホルモン（ACTH）の分泌は増加する．

4. ストレス時の抵抗期には，体脂肪の合成は増加する．

5. ストレス時の抵抗期には，尿中窒素排泄量が減少する．

6. 高温環境では，腎臓での水の再吸収は増加する．

7. 低温環境では，基礎代謝量は低下する．

8. 高圧環境では，窒素中毒が起こる．

9. 低圧環境では，肺胞酸素分圧が上昇する．

10. 無重力環境では，循環血液量は増加する．

---

# 応用編

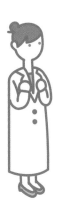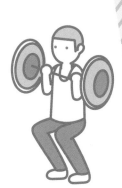

第 7 章

# 体力・運動能力に及ぼす栄養素摂取の影響 I

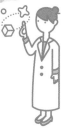

:・:・: **この章で学ぶこと** :・:・:

・糖質，たんぱく質や脂質が，身体の構成成分や運動時のエネルギー源となることを学ぶ

・糖質，たんぱく質や脂質には，シグナル分子としての働きもあることを学ぶ

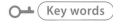

**Key words**

運動と糖質，運動とたんぱく質，運動と脂質

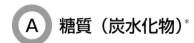

## A 糖質（炭水化物）*

### ① 糖質の種類

食事に含まれる糖質は，主に**単糖類**，**二糖類**および**多糖類**に分けられる．単糖類には，グルコース，フルクトース，ガラクトースが含まれる．二糖類には，スクロース，ラクトース，マルトースなどがある．多糖類としては，でんぷんや生体での糖貯蔵形態であるグリコーゲンがある（**表7-1**）．糖質の消化は，唾液や膵液に含まれるアミラーゼにより行われ，最終的には単糖まで分解されたのち小腸から取り込まれる．

通常摂取する食品では，穀物，果物，野菜などが糖質の供給源となる．

### ② 運動と糖質

#### a 運動能力とグリコーゲン含量

食事から摂取した糖質は，骨格筋や肝臓に**グリコーゲン**として貯蔵される．し

* 炭水化物には糖質と食物繊維が含まれるが，ここでは運動のエネルギー源として，「糖質」を炭水化物とほぼ同義で用いている．

**表 7-1　主な糖質（炭水化物）の種類**

| 分　類 | 糖の種類 | 構成成分 | 含有食品 |
|---|---|---|---|
| 単糖類 | 五炭糖 | リボース | すべての食品 |
| | 六炭糖 | グルコース（ブドウ糖）<br>フルクトース（果糖）<br>ガラクトース<br>マンノース | 果実<br>果実，はちみつ<br>乳 |
| 小糖類 | 二糖 | スクロース（蔗糖）<br>ラクトース（乳糖）<br>マルトース（麦芽糖） | テンサイ，さとうきび，果実<br>乳<br>麦芽，植物 |
| | 三糖 | ラフィノース | さとうきび，大豆，米 |
| 多糖類 | 消化性多糖 | でんぷん<br>グリコーゲン | 穀類，いも類<br>レバー，牡蠣 |
| | 難消化性多糖 | セルロース<br>グルコマンナン<br>ペクチン | 植物の細胞壁<br>こんにゃく<br>果実 |

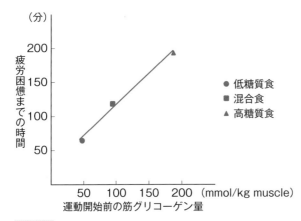

**図 7-1　運動開始前の筋グリコーゲン量と運動継続時間との関係**

[Bergström J, Hermansen L, Hultman E, et al.：Diet, muscle glycogen and physical performance. *Acta Physiol Scand* **71**（2）：140–150, 1967 を参考に筆者作成]

たがって，食事から摂取する糖質の量が，生体に蓄えられるグリコーゲン量に大きく影響を与える．**図 7-1** は運動開始前の筋グリコーゲン量と疲労困憊までの運動継続時間との関係を表している．高糖質食，混合食および低糖質食を 3 日間摂取した後に，自転車運動による持久性運動テストを行った結果，運動前の骨格筋グリコーゲン含量が高いほど，疲労困憊にいたるまでの時間が長くなることが示された．この研究結果から，運動開始前に骨格筋グリコーゲン含量が多いことは，長時間運動時のパフォーマンスを高めるうえで有効であると考えられるようになった．このように糖質を多く摂取し，運動前の骨格筋グリコーゲン含量を高めることを**グリコーゲンローディング**とよぶ．注意すべき点としては，骨格筋の

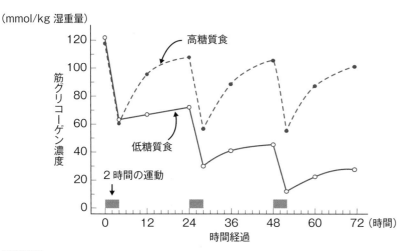

**図7-2　食事から摂取する糖質がトレーニング時の筋グリコーゲン量に及ぼす影響**

[Costill DL, Miller JM：Nutrition for endurance sport: carbohydrate and fluid balance. *Int J Sports Med* **1**：2-14, 1980 より引用]

グリコーゲン含量が多いことが運動パフォーマンスに有利に働くのは，あくまでも1時間を超えるような長時間にわたる持久性運動の場合である．さらに，グリコーゲンローディングを行うことで体水分量が増加し，体重も増加することから，運動様式や運動の時間，強度などを考慮して，グリコーゲンローディングを行うか行わないか判断する必要がある．

## b　トレーニングと糖質摂取

図7-2は日々のトレーニング中に高糖質食と低糖質食を摂取させた場合の筋グリコーゲン量の変化を表している．**高糖質食**（糖質エネルギー比が70％）を摂取している被験者では，翌日の運動時には筋グリコーゲン含量は元の値まで回復している．一方，**低糖質食**（糖質エネルギー比が40％）を摂取した被験者では，翌日までに筋グリコーゲン含量が回復せず，日々のトレーニングにより筋グリコーゲンが徐々に低下していることがわかる．このような状態になると強度の高いトレーニングが行えなくなる．したがって，よりよいコンディションで日々のトレーニングを行うためには，十分な糖質を摂取して筋グリコーゲン含量を回復させる必要がある．

日々のトレーニング内容によって数値は異なるが，国際オリンピック委員会（International Olympic Committee：IOC）ではスポーツ選手は1日に体重1kgあたり5〜12gの糖質を摂取することを推奨している．

## c　糖質とたんぱく質の関係

糖質のみを摂取するよりも糖質とたんぱく質を同時に摂取することで，筋グリコーゲンの回復が高まることが知られている．**図7-3**は糖質のみを摂取した場合と，糖質にたんぱく質を加えて摂取した場合の筋グリコーゲンの回復速度を比

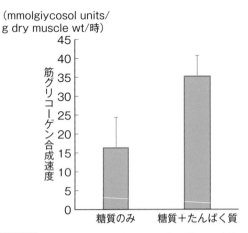

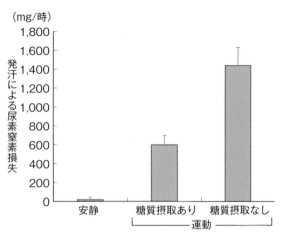

**図 7-3** 糖質または糖質とたんぱく質の同時摂取が筋グリコーゲン回復速度に及ぼす影響の比較

[van Loon LJ, Saris WH, Kruijshoop M, et al.：Maximizing postexercise muscle glycogen synthesis: carbohydrate supplementation and the application of amino acid or protein hydrolysate mixtures. *Am J Clin Nutr* **72**(1)：106–111, 2000 より抜粋]

**図 7-4** 糖質摂取が運動時の汗中の尿素窒素量に及ぼす影響

[Lemon PW, Mullin JP：Effect of initial muscle glycogen levels on protein catabolism during exercise. *J Appl Physiol* **48**：624–629, 1980 より引用]

較したグラフである．糖質摂取のみと比較して，糖質に加えてたんぱく質を同時に摂取することで，骨格筋のグリコーゲンの回復が高まることがわかる．これは，たんぱく質摂取によるインスリン分泌促進作用によって，より多くのグルコースが骨格筋に取り込まれるからだと考えられている．

　運動後の糖質摂取は，筋グリコーゲンの回復だけでなく，身体づくりにおいても重要である．絶食時やグリコーゲンが枯渇するような運動後には，体たんぱく質が分解され，グルコースの合成やエネルギー源として利用される．**図 7-4** は，運動によるたんぱく質の分解を汗に含まれる尿素窒素量から検討した結果である．糖質を十分に摂取して筋グリコーゲン含量が高い場合は，たんぱく質の分解が抑制されていることがわかる．体内の糖質貯蔵が少ない場合は，特に骨格筋のたんぱく質が分解されることから，糖質の摂取不足は日々のトレーニングによって獲得した筋肉を減らすことにつながる．そのため，激しいトレーニングを行った後の糖質の摂取は，エネルギー源の回復だけでなく，身体づくりの点においても重要である．

## 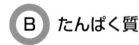 たんぱく質

### ① アミノ酸の種類

　たんぱく質はアミノ酸が結合した高分子の**ポリペプチド**である．たんぱく質を構成するアミノ酸の種類を**表7-2**に示した．20種類のアミノ酸のうち，体内で

**表7-2　たんぱく質を構成するアミノ酸の種類**

| 必須アミノ酸 | 非必須アミノ酸 |
|---|---|
| トレオニン | グリシン |
| メチオニン | アラニン |
| バリン | プロリン |
| ロイシン | セリン |
| イソロイシン | システイン |
| リシン | アスパラギン酸 |
| ヒスチジン | グルタミン酸 |
| フェニルアラニン | アスパラギン |
| トリプトファン | グルタミン |
| | アルギニン |
| | チロシン |

は合成できない，もしくは合成されても必要量を満たせないために食事から摂取する必要があるアミノ酸を必須アミノ酸とよぶ．その他のアミノ酸を非必須アミノ酸とよぶ．摂取されたたんぱく質は胃においてペプシンによって一部が消化される．さらに，十二指腸で膵液に含まれるトリプシンやキモトリプシン，エラスターゼ，カルボキシペプチダーゼなどによって分解される．その後，トリペプチド，ジペプチド，アミノ酸まで分解され，小腸上皮細胞内に取り込まれる．体内に取り込まれたアミノ酸は，血液を介して各組織に分配される．

### 2 身体づくりのためのたんぱく質摂取

#### a 筋たんぱく質合成を高めるたんぱく質摂取量

　1日あたり一般成人では体重1kgあたり0.8gのたんぱく質を摂取することが推奨されているが，2003（平成15）年のIOCの報告では，激しい運動を行っているスポーツ選手では，体重1kgあたりで1.2～1.6gのたんぱく質摂取が推奨されている．

　たんぱく質を含んだ食事を摂取すると，骨格筋のたんぱく質合成速度はおよそ2倍に増加する．摂取したたんぱく質のうち，骨格筋のたんぱく質合成を高める刺激として重要なものは**分岐鎖アミノ酸**（BCAA）である．その中でも特にロイシンは強いたんぱく質合成作用をもつ．

　必須アミノ酸がたんぱく質合成を高める分子機序としては，骨格筋細胞に取り込まれた必須アミノ酸（ロイシン）が骨格筋のたんぱく質合成を司る分子を活性化することが挙げられる．しかし，たんぱく質やアミノ酸による筋たんぱく質合成速度の亢進は，刺激後数時間しか持続しない．したがって，たんぱく質やアミノ酸摂取だけでは筋肉の肥大を引き起こすことはむずかしい．

#### b レジスタンス運動とたんぱく質摂取

　たんぱく質やアミノ酸の摂取以外に筋たんぱく質の合成を高める刺激としては**レジスタンス運動**が挙げられる．レジスタンス運動を行うと運動の1～2時間後

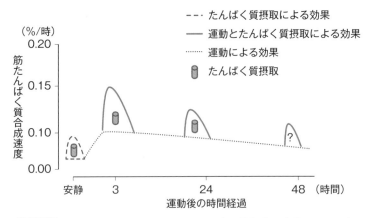

**図7-5** レジスタンス運動後の筋たんぱく質合成の変化とたんぱく質摂取による相乗効果

運動後のたんぱく質摂取は筋たんぱく質合成速度を上げるが，その効果は一時的であり，時間経過とともに減弱する．？は，運動の2日後ではこの効果がさらに低下している可能性を示している（筆者加筆）．
[Churchward-Venne TA, Burd NA, Phillips SM：Nutritional regulation of muscle protein synthesis with resistance exercise: strategies to enhance anabolism. *Nutr Metab (Lond)* **9**(1)：40, 2012 より引用]

にたんぱく質合成速度が高まり，およそ48時間維持される．さらに，レジスタンス運動後にたんぱく質を摂取することで，それぞれを単独で行った場合よりも筋たんぱく質合成速度が高まる**（図7-5）**．このように，レジスタンス運動と適切なたんぱく質の摂取を繰り返し行うことで，筋たんぱく質の合成が高まり筋肉が肥大すると考えられる．

　また，レジスタンス運動は，筋たんぱく質の合成を高めると同時に，分解速度も高めることが知られている．一方，レジスタンス運動中や運動直後にアミノ酸やたんぱく質を摂取することは，レジスタンス運動による筋たんぱく質の分解を抑制する．したがって，筋たんぱく質の合成を高めるだけでなく，分解を抑制するためにも，適切な量の必須アミノ酸を含むたんぱく質を摂取することが重要である．

### ③ たんぱく質の過剰摂取の悪影響

　現在では，アミノ酸やたんぱく質サプリメントを誰でも容易に入手することができる．そのため，不適切な摂取，特に過剰摂取による悪影響についても考慮する必要がある．たんぱく質の過剰摂取による悪影響の代表的なものとして腎臓の障害が挙げられる．さらに，生体内で余剰となったアミノ酸は，グルコースに変換され脂肪細胞に貯蔵されるため，体脂肪の増加が引き起こされ，その結果インスリン抵抗性を発症してしまうケースも報告されている．現在の食事摂取基準ではたんぱく質の耐容上限量は設定されていないが，必要とするエネルギー摂取量，たんぱく質摂取量を把握したうえで，不足する場合に食事以外の方法でたんぱく質を補うなど，個人の状況にあった摂取方法をとることが望ましい．

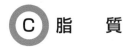

# C 脂　質

## ①　脂質の種類

　脂質とは水にほとんど溶けず，有機溶媒に溶ける物質の総称である．脂質は単純脂質，複合脂質および誘導脂質に分類することができ，すべての脂質は**表7-3**に示す脂肪酸のいずれかを含んでいる．脂質はエネルギー源としてだけでなく，生体の構成成分としても重要な働きをしている．

## ②　運動時のエネルギー源としての脂質

　1960年代に筋グリコーゲンが運動パフォーマンスに影響を及ぼすことが報告されて以来，運動生理学やスポーツ栄養学分野では，持久力向上に関しては糖質摂取についての研究が数多く行われてきた．しかし，運動時には糖質と同様に脂質もエネルギー源として利用されることから，食事から適切な量の脂質を摂取することも重要である．ところが，糖質やたんぱく質とは異なり，脂質をどの程度摂取したらよいかは明らかではない．脂質は1gあたりのエネルギー量が糖質やたんぱく質と比べて高いことから，過剰な摂取は肥満の原因となる．一方，極端に脂質の摂取量を抑えることも健康を害する可能性がある．したがって，食事摂取基準に示されている総エネルギー摂取量の20〜30％程度は脂質から摂取すべきである．また，生体では合成することができない α-リノレン酸やリノール酸のような必須脂肪酸は食事から摂取する必要がある．

**表7-3**　脂肪酸の種類

| 分　類 | | | 脂肪酸名 | 慣用記号 | 含有食品 |
|---|---|---|---|---|---|
| 飽和脂肪酸 | | | 酪酸 | C4:0 | ｝バター，やし油 |
| | | | カプロン酸 | C6:0 | |
| | | | オクタン酸 | C8:0 | |
| | | | デカン酸 | C10:0 | |
| | | | ラウリン酸 | C12:0 | |
| | | | ミリスチン酸 | C14:0 | |
| | | | パルミチン酸 | C16:0 | 動植物油 |
| | | | ステアリン酸 | C18:0 | 動植物油 |
| | | | アラキジン酸 | C20:0 | 落花生油 |
| 不飽和脂肪酸 | 一価 | | パルミトオレイン酸 | C16:1 | 魚油，鯨油 |
| | | | オレイン酸 | C18:1 | 動植物油 |
| | 多価 | n–6系 | リノール酸 | C18:2 | ひまわり油，大豆油 |
| | | n–3系 | α-リノレン酸 | C18:3 | しそ油，えごま油 |
| | | n–6系 | アラキドン酸 | C20:4 | 魚油 |
| | | n–3系 | エイコサペンタエン酸 | C20:5 | 魚油 |
| | | n–3系 | ドコサヘキサエン酸 | C22:6 | 魚油 |

### ③ シグナル分子としての脂質

近年の研究より，食事から摂取された脂質は，生体内でさまざまな適応を引き起こす**シグナル分子**として働くことが明らかとなってきた．細胞内に取り込まれた脂肪酸は，核内受容体と結合することで種々の遺伝子の発現を調節する．脂肪酸により発現が調節される遺伝子の中には，ミトコンドリアで脂肪を分解し，エネルギー産生に関与する酵素群も含まれている．そのため運動時のエネルギー源やエネルギー貯蔵形態としてだけでなく，シグナル分子としても脂質は機能している．

> **コラム　脂質はグリコーゲンの回復にも貢献する？**
>
> 　スポーツの現場では，1日に複数回の試合や競技が行われることがある．そのため，運動により利用した筋グリコーゲンをすみやかに回復させることが求められる．筋グリコーゲンの直接的な材料は糖質であるため，摂取する糖質の種類，量，タイミングなどについて多くの研究が行われている．また，糖質と一緒にたんぱく質を摂取することで筋グリコーゲンの回復を高めることが報告されている．さらに近年では，脂質がグリコーゲンの回復に寄与する可能性が報告されている．脂質はグリコーゲンの直接的な材料になるわけではない．脂質を摂取することでインスリンの分泌促進作用のあるグルコース依存性インスリン分泌刺激ポリペプチド（glucose-dependent insulinotropic polypeptide：GIP）やグルカゴン様ペプチド-1（glucagon-like peptide-1）の分泌が高まる．今後の研究により，筋グリコーゲンの回復に脂質摂取がどのように関連しているか，どのような効果が期待できるかが明らかになるかもしれない．

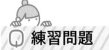

### 練習問題

**以下の問題について，正しいものには○，誤っているものには×をつけなさい．**

1. 糖質は消化酵素により単糖まで分解された後に吸収される．
2. 食事から摂取した糖質は主に肝臓と骨格筋にでんぷんとして貯蔵される．
3. たんぱく質は，アミラーゼにより分解される．
4. 糖質とたんぱく質を同時に摂取することで筋グリコーゲンの回復が促進される．
5. 体内の糖質貯蔵量が高い場合，運動後の体たんぱく質分解が亢進する．
6. レジスタンス運動は体たんぱく質の合成を高める効果がある．
7. たんぱく質やアミノ酸の摂取はたんぱく質合成を高めるので，レジスタンス運動を行わなくても筋肉は肥大する．
8. たんぱく質とは脂肪酸がポリペプチド結合したものを指す．
9. 脂質はエネルギー源だけでなく細胞内でシグナル分子としても機能する．
10. スポーツ選手はできるだけ脂質の摂取量を減らしたほうがよい．

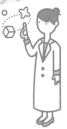

# 第8章

# 体力・運動能力に及ぼす栄養素摂取の影響 Ⅱ

**Key words**

運動とビタミン，運動と抗酸化ビタミン，運動とミネラル，運動とサプリメント・栄養補助食品，運動と水分，運動前・中・後の食事内容と摂取のタイミング，運動時の食事摂取基準の活用

## A 運動とビタミン

### 1 ビタミンの種類と働き

食事に含まれる**ビタミン**は微量であるが，生体で起こるさまざまな生化学反応にとって必要不可欠な物質である．ビタミンは生体では合成することができない，もしくは合成できるが必要量を満たすことができないために食事からの供給が必要である．また，エネルギー代謝が亢進する運動時には必要量が増加するために，身体活動レベルに合わせて摂取量を調整する必要がある．

ビタミンはその性質から**脂溶性ビタミン**と**水溶性ビタミン**に大別することができる．**表8-1**にビタミンの種類と生体内での役割を示した．

### 2 脂溶性ビタミン

### a ビタミンA

ビタミンAは，動物生体内では**レチノール**として，植物中には**カロテン**など

**表8-1　ビタミン一覧**

| | | 生体内での働き |
|---|---|---|
| 脂溶性ビタミン | ビタミンA | 視覚，骨，粘膜を正常に保つ |
| | ビタミンD | カルシウム，リンの代謝 |
| | ビタミンE | 生体内抗酸化作用 |
| | ビタミンK | 血液凝固因子の合成 |
| 水溶性ビタミン | ビタミンB$_1$ | 補酵素TDP（チアミンニリン酸）の構成成分 |
| | ビタミンB$_2$ | 補酵素FMN（フラビンモノヌクレオチド），FAD（フラビンアデニンジヌクレオチド）の構成成分 |
| | ナイアシン | 補酵素NAD（ニコチンアミドアデニンジヌクレオチド）の構成成分 |
| | ビタミンB$_6$ | 補酵素PLP（ピリドキサールリン酸）の構成成分 |
| | ビタミンB$_{12}$ | 分岐鎖アミノ酸・奇数鎖脂肪酸の代謝 |
| | 葉酸 | 補酵素THF（テトラヒドロ葉酸）の構成成分 |
| | パントテン酸 | 補酵素CoA（コエンザイムA）の構成成分 |
| | ビオチン | カルボキシラーゼの構成成分 |
| | ビタミンC | アミノ酸代謝，抗酸化作用，鉄の吸収 |

のプロビタミンAとして存在している．レチノールは視覚，生殖機能，発育において重要である．特に視覚において重要な働きを担っているため，欠乏することで成人では夜盲症を発症する．また，抗酸化物質としての作用をもつことから，運動により酸化ストレスが高まる場合には十分な量を摂取する必要がある．ビタミンAを多く含む食物には，レバー，うなぎ，緑黄色野菜などがある．

### b ビタミンD

ビタミンDが生体で機能するためには，肝臓と腎臓において活性型ビタミンDに変換される必要がある．活性型ビタミンDは骨からのカルシウムの溶出や，小腸でのカルシウムやリンの吸収を促進する作用がある．このようにカルシウム恒常性の維持に関与しており，ビタミンDが欠乏すると，幼児ではくる病，成人では骨軟化症を引き起こす．また，近年ではビタミンDは骨だけでなく，筋量や筋力とも関連することが指摘されていることから，健全な骨と筋の発達や維持にとって重要なビタミンであるといえる．

また，紫外線を浴びることで皮膚においてビタミンDが合成される．そのため，紫外線量の少ない冬では食品からビタミンDの摂取を特に意識して行う必要がある．ビタミンDはきのこ類や魚肉類などに多く含まれている．

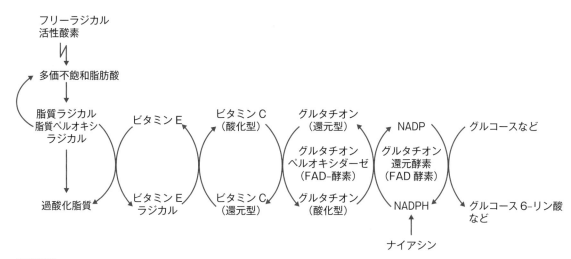

**図8-1** 脂質過酸化におけるビタミンの役割

ビタミンE, ビタミンC, ビタミンB₂, ナイアシンが協働して脂質の過酸化物を消去する.
[渡邊敏明, 根來宗孝：健康・栄養科学シリーズ　基礎栄養学, 第6版（柴田克己, 合田敏尚 編), p.205, 南江堂, 2020 より許諾を得て転載]

#### c ビタミンE

　ビタミンEには8種類のものが存在するが, そのうちαトコフェロールがもっとも活性が高い. ビタミンEは**抗酸化ビタミン**として知られている. 生体内で発生した脂質ラジカルに電位を供給し, 自身が酸化型ビタミンとなることで酸化を阻止する. ビタミンEを多く含む食材としては, 植物油, 牛乳, 鶏卵などが挙げられる. **図8-1**は脂質過酸化における抗酸化ビタミンの役割を示した. 運動中には酸化ストレスが高まることから, 常に不足しないように摂取する必要がある.

#### d ビタミンK

　ビタミンKは血液凝固因子の産生やオステオカルシンの活性化を介した骨形成に関与している. ビタミンKは腸内細菌によっても合成されるため, 欠乏することはまれである. 骨折の発症と低ビタミンK摂取量の関係が報告されていることから, 骨折予防の観点からも十分なビタミンK摂取が必要である. ビタミンKの目安量は成人では男女とも150 μg/日である. この値は, 血液凝固能を維持するために必要なビタミンK摂取量であり, 骨折予防にはさらなるビタミンKの摂取が必要と考えられている. ビタミンKを多く含む食材には, 緑黄色野菜, 小麦胚芽, 植物油, 納豆などがある.

### ③ 水溶性ビタミン

#### a ビタミンB₁

　ビタミンB₁は主に糖質の燃焼によるエネルギー産生に関与している. そのた

め，エネルギー消費が高まる肉体労働や運動トレーニングを行う場合にはビタミン $B_1$ の必要量は増加する．日本人の食事摂取基準（2020年版）では，ビタミン $B_1$ の推奨量はエネルギー摂取量 1,000 kcal あたりで 0.54 mg とされている．そのため，1日あたり 3,000 kcal を摂取するスポーツ選手では，1.62 mg の摂取が必要となる．ビタミン $B_1$ 摂取量不足は，最大酸素摂取量の低下を引き起こすことが報告されており，運動パフォーマンスに直接的に影響を及ぼす．ビタミン $B_1$ は胚芽米，大豆，豚肉，鶏肉などに多く含まれている．

### b ビタミン $B_2$

ビタミン $B_2$ は，ミトコンドリア呼吸鎖の NADH 脱水素酵素，コハク酸脱水素酵素などの補酵素として作用しており，酸化還元反応や糖質，脂質やたんぱく質などのエネルギー代謝に関与している．エネルギー摂取量 1,000 kcal あたり 0.6 mg が推奨量として設定されている．ビタミン $B_2$ 摂取不足は，筋機能や運動能力を低下させるという研究結果が報告されている．過剰症による影響はほとんど認められないことから，エネルギー摂取量の多いスポーツ選手では十分な量のビタミン $B_2$ 摂取を心がける必要がある．ビタミン $B_2$ を多く含む食品として，レバー，牛乳，卵黄，魚介類などがある．

### c ナイアシン

ナイアシンとはニコチン酸とニコチンアミドの総称である．ナイアシンは必須アミノ酸のトリプトファンからも合成される．ナイアシンは脱水素酵素などの多くの酸化還元反応に関わっており，エネルギー代謝において重要な役割を担っている．ナイアシンは脂肪細胞での脂肪分解を抑制する作用をもつ．そのため，過剰に摂取することで運動中のエネルギー源となる遊離脂肪酸の供給量を制限し，運動パフォーマンスに影響を与える可能性がある．ナイアシンはレバー，肉，豆類，緑黄色野菜などの食品に多く含まれる．また，トリプトファン含量の低いとうもろこしを主食とする地域ではナイアシン欠乏が生じやすい．

### d ビタミン $B_6$

ビタミン $B_6$ は，欠乏することはまれであるが，アミノ酸のアミノ基転移反応や脱炭素反応のアミノ酸代謝に関与することから，たんぱく質摂取量が増加すると，ビタミン $B_6$ の必要量も増加する．日本人の食事摂取基準（2020年版）ではビタミン $B_6$ の推奨量をたんぱく質 1g あたり 0.023 mg としている．そのため，日頃から多くのたんぱく質を摂取しているパワー系スポーツ選手では，体たんぱく質の合成が活発であることから十分なビタミン $B_6$ の摂取が必要である．

### e ビタミン $B_{12}$，葉酸

ビタミン $B_{12}$ はコバルトを含む複雑な化合物であり，コバラミンともよばれる．ビタミン $B_{12}$ はメチル基転移反応，核酸合成およびアミノ酸代謝に関与している．ビタミン $B_{12}$ は動物性たんぱく質に多く含まれていることから，厳格な菜食主義

者ではビタミン $B_{12}$ 欠乏が生じる可能性がある．葉酸は正常な造血機能を保つために重要であり，さらに成長や妊娠の維持にも欠かせないビタミンである．また，葉酸の欠乏は胎児における神経障害（無脳症や二分脊椎）などの発症リスクに関与していることが明らかになっている．葉酸を多く含む食品として，緑黄色野菜がある．

ビタミン $B_{12}$ と葉酸は血球の生成に関与しているため，欠乏することで巨赤芽球性貧血を発症する．スポーツパフォーマンスとの直接的な関連については明らかではないが，たんぱく質や核酸代謝が高まるスポーツ選手では，身体づくりの観点から重要なビタミンである．

### f　パントテン酸

パントテン酸はコエンザイム A（CoA）の構成成分として生体内で機能する．CoA はアシル CoA やアセチル CoA を形成し，$\beta$ 酸化や TCA 回路などエネルギー代謝に関与している．生体内では腸内細菌によって合成されており，多くの食品中に含まれていることから，通常の食生活では不足することはない．また，エネルギー代謝が高まるスポーツ選手などでは必要量が増加していると考えられるが，食事量が増えることで必要量を満たすことができると考えられる．

パントテン酸はレバー，肉，魚介類，牛乳などに多く含まれる．

### g　ビオチン

ビオチンは，生体内でカルボキシラーゼの補酵素として機能し，糖新生，脂肪酸合成やアミノ酸代謝などに関与している．ビオチンは多くの食品に含まれており，腸内細菌によって合成されることから，ビオチン不足はほとんど起こらない．しかし，卵白に含まれるアビジンはビオチンと結合するため，生卵白を大量に摂取するとビオチン欠乏を生じるため注意が必要である．

### h　ビタミンC

ビタミンCが欠乏すると，出血しやすくなる壊血病を発症するが，非常にまれである．ヒト，サル，モルモットでは合成することができないが，多くの動植物内では生合成される．ビタミンCの働きとしては，コラーゲンの合成や鉄の吸収促進作用などがある．また，抗酸化ビタミンとしても知られている．運動時の酸化ストレスを低減させる効果が報告されているが，ビタミンCの摂取により運動パフォーマンスが高まるわけではない．ビタミンCは，柑橘類，ピーマンやブロッコリー，いも類や緑茶などに多く含まれる．

### ④　エネルギー代謝とビタミン

図8-2 にエネルギー代謝に関わるビタミンと代謝経路を示した．エネルギー代謝に関わるビタミンの多くは水溶性ビタミン，特にビタミンB群が多い．そのため，運動生理学の分野ではビタミンB群と運動能力に関して多くの研究が

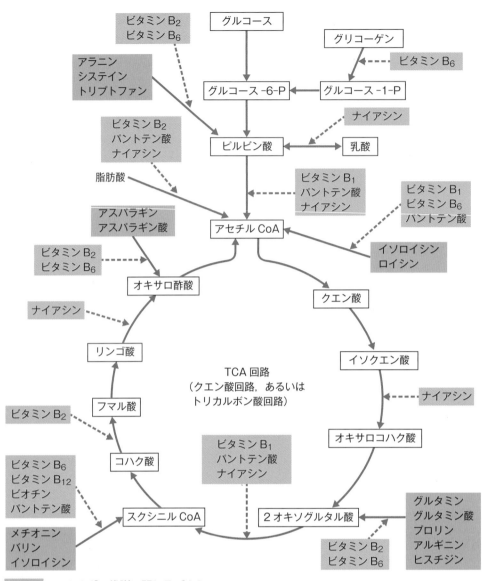

**図 8-2　エネルギー代謝に関わるビタミン**

[木村典代：新版コンディショニングのスポーツ栄養学(樋口　満 編・著)，p.98，市村出版，2007 より許諾を得て改変し転載]

行われている．例えば，ヒトにおいてビタミン $B_1$ の摂取不足は糖代謝に影響を及ぼすことや，最大酸素摂取量の低下を引き起こすことが報告されている．また，水溶性ビタミンであるビタミン B 群は，過剰に摂取しても比較的容易に尿中に排出されるため，過剰症が表れにくい．そのため，激しいトレーニングに見合うようにエネルギー摂取量を大きく増加させる場合には，推奨量よりも多く摂取してもよいと考えられる．

# B 運動とミネラル

## 1 ミネラルの種類と働き

ミネラルは生体を構成する元素のうち，酸素，炭素，水素および窒素を除くすべての元素の総称である．生体を構成する成分のうち，ミネラルが占める割合はおよそ4%と少ないものの，生命活動に必須であり，ヒトにおける摂取量が1日あたり100mg以上になる元素を**多量ミネラル**（macromineral），それ以下のものを**微量ミネラル**（microminerals）とよぶ（表8-2）．

## 2 カルシウム

### a カルシウムの分布と代謝

**カルシウム**は生体内にもっとも多く存在する無機質であり，成人体重のおよそ2%を占める．このうち99%は骨や歯に貯蔵されている．残りの1%は血液凝固，神経刺激の伝達，筋収縮などに関わっている．

**表8-2 必須ミネラルの概要**

| | 元素 | ヒトでの欠乏症 | 成人体内残存量 |
|---|---|---|---|
| 多量ミネラル | カルシウム | 骨粗鬆症 | 1,160 g |
| | リン | 骨疾患 | 670 g |
| | カリウム | 筋無力症，不整脈 | 150 g |
| | 硫黄 | | 112 g |
| | 塩素 | | 85 g |
| | ナトリウム | 筋肉痛，熱けいれん | 63 g |
| | マグネシウム | 心臓疾患 | 25 g |
| 微量ミネラル | 鉄 | 鉄欠乏性貧血 | 4.5 g |
| | 亜鉛 | 脱毛，皮膚疾患 | 2.0 g |
| | 銅 | 貧血 | 80 mg |
| | マンガン | 骨病変 | 15 mg |
| | ヨウ素 | 甲状腺腫 | 15 mg |
| | セレン | 心臓疾患 | 13 mg |
| | モリブデン | | 9 mg |
| | コバルト | 悪性貧血 | 2 mg |
| | クロム | 耐糖能低下 | 2 mg |

[糸川嘉則：食とミネラル，ネスレ科学振興会(監修)，和田昭允，池原森男，矢野俊正(編)，学会センター関西／学会出版センター，2001より抜粋]

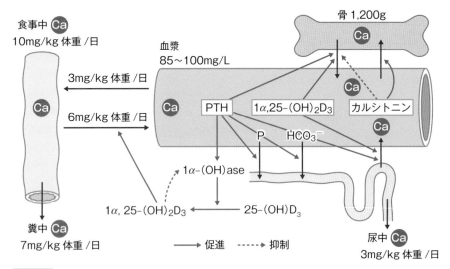

図中テキスト:

骨 1,200g
Ca

食事中 Ca
10mg/kg 体重 /日

血漿
85～100mg/L

Ca

3mg/kg 体重 /日

6mg/kg 体重 /日

Ca

PTH　1α,25-(OH)₂D₃　カルシトニン

Ca

P　HCO₃⁻

Ca

1α-(OH)ase

1α, 25-(OH)₂D₃ ← 25-(OH)D₃

糞中 Ca
7mg/kg 体重 /日

→ 促進　-----▶ 抑制

尿中 Ca
3mg/kg 体重 /日

**図 8-3　カルシウムの代謝調節**

[上原万里子：健康・栄養科学シリーズ　基礎栄養学, 第 6 版（柴田克己, 合田敏尚 編）, p.229, 南江堂, 2020 より許諾を得て転載]

血中カルシウム濃度は常に一定（9～10 mg/mL）に保たれているが, カルシウム摂取量の低下や他の要因により血中カルシウム濃度が低下した場合, 副甲状腺ホルモンのパラトルモン（parathyroid hormone：PTH）や活性型ビタミン D の作用により, 小腸からのカルシウム吸収が促進されたり, 骨からのカルシウム溶出が高められたりする. 一方, 血中カルシウム濃度が上昇すると, カルシトニンが甲状腺から分泌され, 骨からのカルシウム溶出を抑制することで血中カルシウム濃度が一定に保たれる（図8-3）.

カルシウム不足による骨疾患としては, くる病や骨軟化症, 骨粗鬆症などがある. 牛乳・乳製品中に含まれるカルシウムは吸収率が高いため, カルシウムの主な供給源となる. カルシウムの推奨量は成人で1日あたり600～800 mgであるが, カルシウムは日本人にとって不足しやすいミネラルの1つである.

### b　運動と骨量

骨粗鬆症の予防には, 若年期に最大骨量を高めておくことが重要である. 成長期のカルシウムの摂取量と骨密度との間には正の相関関係が認められることから, 成長期に十分なカルシウムを摂取することが骨粗鬆症予防に重要である. また, 骨粗鬆症予防には, 栄養素の摂取だけでなく習慣的な運動も効果的である. テニス選手の利き腕の骨塩量と骨密度は, 非利き腕に比べて高いことが知られており, 運動による骨量の増加は全身に現れるのではなく, 運動の負荷が加わった部位に特異的に起こる. 成長期に習慣的な運動を行うことで高まった骨密度は, 閉経後の骨密度にまで反映されることが疫学研究でも明らかにされている. そのため, 若年期からの習慣的な運動と適切な栄養素の摂取が, 骨粗鬆症予防に効果的であると考えられる.

一方で, スポーツ選手, 特に女性選手では骨密度の低下や疲労骨折が多く報告

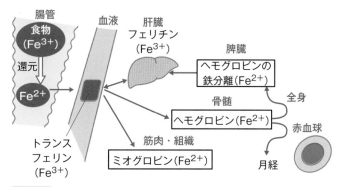

**図 8-4　体内の鉄の調節**

[金子一郎, 桑原頌治：エキスパート管理栄養士養成シリーズ　基礎栄養学,
第 5 版 (坂井堅太郎 編), p.99, 化学同人, 2020 より許諾を得て転載]

される. これは, カルシウムの摂取不足だけでなく, エネルギー消費量に見合っ
たエネルギーを摂取できていないことが関係していると考えられている. そのた
め, カルシウム摂取に加えて, 十分なエネルギー摂取も骨の健康を維持するため
に必要である.

### c　カルシウム代謝に関与するビタミンとその他のミネラル

　骨量を維持するためにはカルシウムの摂取が重要であるが, その他の栄養素も
骨代謝やカルシウムの吸収に関わっている.
　ビタミン D は腸管でのカルシウムの吸収促進作用をもち, ビタミン K は骨形
成を促進する. また, ビタミン C はコラーゲンの合成に必要なビタミンである.
　リンはカルシウムの腸管での吸収を阻害する働きがある. 近年では炭酸飲料や
栄養補助食品に含まれるリンの摂取量が増加していることから過剰摂取に注意す
る必要がある.

### ③　鉄

### a　鉄の分布と代謝

　成人における体内の総鉄量はおよそ 3 g 程度で, その大半が赤血球のヘモグロ
ビンの構成成分として存在し, 残りは筋肉中のミオグロビンとして存在している.
いずれも酸素の運搬に関与している (図 8-4).
　食事に含まれる鉄の大部分は十二指腸と空腸上部で吸収される. 鉄は, ヘム鉄
と非ヘム鉄に分けられ, ヘム鉄は魚肉の赤身や肉類に多く含まれており, 吸収は
非ヘム鉄よりもすぐれている. ビタミン C は非ヘム鉄の吸収を促進させるが,
カフェインやタンニン, ポリフェノールなどの成分は鉄と結合することで吸収を
抑制する.

### b　スポーツ貧血

　スポーツ選手における貧血はいくつかの種類に分類することができる. トレー

ニングを行うことによって血漿量が増大し，相対的な濃度が下がるものを**希釈性貧血**とよぶ．トレーニングによる血漿量の増加は，血液の粘性抵抗を下げることで，酸素運搬能を高める働きがあると考えられている．**溶血性貧血**は，赤血球が破壊されることで起きる溶血が原因で生じるが，その溶血の直接的な原因は走行時や剣道などでみられる足底への物理的な刺激であると考えられている．**鉄欠乏性貧血**は，スポーツ選手の貧血の中でもっとも頻度の高い貧血である．鉄欠乏が生じた場合，酸素運搬能やミトコンドリアの鉄含有たんぱく質が減少することにより運動機能が著しく低下することが知られている．

### c 鉄の摂取量目安

日本人の食事摂取基準（2020年版）では，一般成人の鉄推奨量は女性で10.5 mg，男性で7.5 mgとされている．一方，日常的に運動を行っていると，発汗による鉄の損失や，運動による血球破壊など鉄が体外に排出される機会が多くなるため，スポーツ選手が摂取すべき鉄量は一般成人よりも多い．

## C 運動とサプリメント，栄養補助食品

一般的に，**サプリメント**は食事から十分な量の栄養素を摂取できない場合にそれを補う目的で作られた食品である．したがって，普段の食事から必要とされる栄養素を十分に摂取できる場合には必要のないものである．サプリメントの中には，その効果について科学的な根拠が乏しいものも多く含まれる．

サプリメントを摂取する必要があると考えられる状況は以下の場合である．①食事内容が偏る場合，②減量などで食事内容に制限を設けている場合，③体調不良で十分に食事を摂ることができない場合，④増量の必要がある場合，⑤菜食主義，などである．

サプリメントの摂取を検討する際には，安全であることや期待する効果を得ることができるかを慎重に見極める必要がある．

## D 運動と水分

### ① 体水分の分布

ヒトの体重のおよそ60％が**水**であり，身体の中でもっとも大きい構成成分である（**表8-3**）．そのうちおよそ2/3が細胞内液として，残りの1/3が細胞外液として存在する．脂肪組織を除く身体組織の水分含有量はおよそ73％とほぼ一定である．脂肪組織では，その大部分を脂肪が占めているため，水分含量が少ない．したがって，肥満者は相対的に体水分の割合が低くなる．また，男性と比べて脂肪量が多い女性も体水分の割合が低くなる．

表 8-3　人体組織水分含量（男性）

| 臓器・組織 | 体構成比（％） | 水分（％） |
|---|---|---|
| 筋肉 | 43.3 | 79 |
| 骨格 | 17.5 | 44 |
| 血漿 | 4.1 | 92 |
| 血球 | 2.7 | 65 |
| 皮膚 | 7.3 | 73 |
| 皮下組織 | 19 | 33 |
| 脳 | 2.1 | 90 |
| 肝臓 | 2.7 | 79 |
| 腸 | 2.1 | 85 |
| 肺 | 1.5 | 78 |
| 腎臓 | 0.45 | 80 |
| 心臓 | 0.45 | 77 |

[山本孝史，馬渡一諭：健康・栄養科学シリーズ基礎栄養学，第6版(柴田克己，合田敏尚 編)，p.254，南江堂，2020 より許諾を得て転載]

## ② 水の出納

　成人の1日の**水の出納**は約2.5 L である．生体の主な水の供給源は，飲料水と食事に含まれる水分である．また，栄養素が生体内で代謝されて生じる水分（代謝水）が約300 mL ある．一方，供給量と同程度の水が生体から排出されている．主なものとしては尿（不可避尿と随意尿）でおよそ1,500 mL，また呼気や皮膚から蒸発する水分（不感蒸泄）がおよそ900 mL，糞便中の水分が約100 mL と見積もられている．

## ③ 水の機能

　水の機能としては以下のものがある．
①栄養素や代謝産物を運搬する．
②消化液やホルモンを分泌する．
③化学反応の場である溶媒としての機能．
④発汗による体温調節．

## ④ 運動中の水分摂取

　運動中における水分の重要な役割の1つに**体温調節**が挙げられる．暑熱環境下

での運動時には発汗量が増加する．汗は皮膚表面から蒸発することで体温を下げる働きがある．脱水による発汗量の低下は，体温調節機能を損い，熱中症を引き起こす可能性があるので水分を十分に摂取する必要がある．

以前は運動中に水分を摂取することを禁止していたスポーツ指導者が多くいたが，現在では運動能力の低下を抑制するために，むしろ積極的に水分を摂取することが推奨されている．日本スポーツ協会が発行している『熱中症予防ガイドブック』では，喉の渇きに応じて自由に水分を摂取することを勧めている．その目安として，体重減少が2%を超えない飲水量が適切であるとされている．

## Ⓔ 運動前・中・後の食事内容と摂取のタイミング

前章で述べたように，骨格筋のグリコーゲン含量は長時間運動のパフォーマンスを規定する重要な要因であることから，試合前に十分な量の糖質を摂取することが望ましい．また，試合前には環境の変化や過度な緊張による消化吸収能や食欲の低下などが起きることが想定される．ここでは，よりよいパフォーマンスを発揮するために必要な食事内容と摂取のタイミングについて述べる．

### ①試合前の食事

運動を開始する前に骨格筋のグリコーゲン含量を高めておくことは長時間運動のパフォーマンスを高めることにつながる．そのためには，試合の前日から開始数時間前までに十分な量の糖質を摂取しておく必要がある．同じ糖質量の食事を摂取した場合，普段からトレーニングを行っているスポーツ選手は非鍛錬者よりも骨格筋のグリコーゲン含量が高くなることが知られている．これは，普段のトレーニングによって骨格筋のグリコーゲン合成・貯蔵能力が高まっているためだと考えられている．したがって，運動前のグリコーゲン量を高めるためには，糖質を多く摂るだけではなく，トレーニングを行っておく必要がある．

また，揚げ物や脂肪の多い食品など消化に時間がかかるものは避けることが賢明である．さらに，生ものや食べ慣れていない食材はコンディションを損ねる可能性があるため控えるべきである．

### ②試合中の栄養素補給

運動時には，血液中のグルコースもエネルギー源として骨格筋で利用される．そのため，長時間にわたる運動の場合，水分を摂取する際に糖質も同時に摂取し，低血糖になるのを予防することが推奨されている．1時間を超える運動の場合，1時間あたり20〜60gの糖質を摂取することで，運動持続時間が延長することが知られている．

### ③ 運動後の食事

　運動により低下した筋グリコーゲンを回復するためには，運動終了後すみやかに糖質を摂取することが有効である．特に，摂取するタイミングが早いほど骨格筋のグリコーゲン回復が高まることが報告されている．**図8-5**に示すように，運動終了後すみやかに糖質を摂取した場合は，運動終了から2時間経過してから糖質を摂取した場合に比べて筋グリコーゲン回復速度が高まる．そのため，1日に複数回の運動を行うような場合は，運動終了後すみやかに糖質を摂取することで，次の運動のためにより効率的に骨格筋のグリコーゲンを回復させることができる．

　一方，運動から次のトレーニングや試合までに十分な時間（例えば，次の試合が翌日など）がある場合は，急いで糖質を含む食事を摂取する必要はないと考えられている．むしろ摂取するタイミングよりも，行った運動量に合わせた十分な量の糖質を摂取することが重要である．国際オリンピック委員会（IOC）では，回復の時間が十分にある場合は，運動量が少ない選手では，5〜7 g/kg 体重/日，中程度から多めの選手では7〜12 g/kg 体重/日，とても多い選手では10〜12 g/kg 体重/日もしくは12 g 以上の糖質を摂取することを推奨している．

　試合中には糖質のみならず，エネルギー代謝の亢進や発汗などによりビタミンやミネラルが失われている．そのため，激しい運動後や試合の後にはさまざまな栄養素を含むバランスのとれた食事を摂取することが理想である．しかし，試合後には疲労感から消化吸収能の低下や食欲の減退が起こることがあるため，揚げ物のような消化吸収に時間がかかるものを大量に摂取することは避けるのが無難である．固形物ではなく液体，あるいはゼリー飲料を摂取したり，1回の食事量を減らしてこまめに摂取するなど，体調を考慮して工夫をするとよい．

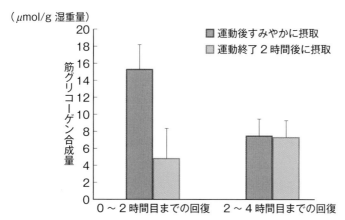

**図8-5** 筋グリコーゲン回復に及ぼす運動後の糖質摂取タイミングの違い

[Ivy JL, Katz AL, Cutler CL, et al.：Muscle glycogen synthesis after exercise: effect of time of carbohydrate ingestion. *J Appl Physiol* **64**（4）：1480-1485, 1988 より引用]

## ◇ コラム　運動と食欲

　肥満者に対する減量対策としては，食事と運動療法の2つが一般的である．運動を行うと，その後にお腹がすいて食べ過ぎてしまい減量にとって逆効果なのではないか，と心配する人がいるかもしれない．実際は，運動を行った後は食欲が抑制されることが多くの研究で示されている．この「運動による食欲抑制」のメカニズムとして，運動は食欲を高めるホルモンであるグレリンの分泌量を減らし，食欲抑制に働くホルモン peptide YY（PPY）の分泌量を高めることなどが報告されている．また，最近では運動によって増加する乳酸とフェニルアラニンから合成される *N*-ラクトイル-フェニルアラニンという物質が食欲抑制作用をもつことも報告されており，運動による減量効果にはエネルギー消費量の増加だけでなく，エネルギー摂取量の減少も関係していると考えられている．

## Ｆ　運動時の食事摂取基準の活用

　日本人の食事摂取基準は，国民の健康の維持・増進を図るうえで摂取することが望ましいエネルギーおよび栄養素の量の基準を示したものである．そのため，日常的に激しいトレーニングを行っているスポーツ選手には適合しない場合があるが，栄養素摂取に関する基本的な考え方や数値については参考となる．食事摂取基準では，エネルギー源栄養素であるたんぱく質，脂質，糖質の好ましい構成比をそれぞれ13〜20％，20〜30％，50〜65％としている．これは，ごはんやパンなどの主食，魚や肉などの主菜，野菜を中心とする副菜や果物，牛乳・乳製品や汁物といったいわゆる日本食を食べることで達成することが可能である．また，糖質を多く含み，欧米諸国の食事と比較して脂質割合が低いことから，スポーツ選手の栄養素摂取においても日本食は最適な食事といえる．

　また，栄養素の比率だけでなく，エネルギー摂取量も身体づくりや，よいパフォーマンスを発揮するために重要な要素である．短期間に体重が大きく変動しない場合には，「エネルギー消費量＝エネルギー摂取量＝エネルギー必要量」という関係が成り立つと考えられる．

　**推定エネルギー必要量**は，体重を維持するために必要なエネルギー消費量と見合ったエネルギー摂取量の推定値である．実測することは非常に困難であるが，いくつかの数値を用いることで推定することが可能である．推定エネルギー必要量は，基礎代謝量と**身体活動レベル**の指標である**PAL**（physical activity level）により算出される．

推定エネルギー必要量＝基礎代謝基準値×参照体重×身体活動レベル
（体重1kgあたりの基礎代謝量）

　身体活動レベルは，Ⅰ（低い），Ⅱ（普通），Ⅲ（高い）に区分されており，それ

**表 8-4** 参照体位（参照身長，参照体重）と基礎代謝量

| 性別 | 男性 | | 女性 | | 男性 | 女性 |
|---|---|---|---|---|---|---|
| | 参照身長<br>(cm) | 参照体重<br>(kg) | 参照身長<br>(cm) | 参照体重<br>(kg) | 基礎代謝量<br>(kcal/日) | |
| 18〜29（歳） | 171.0 | 64.5 | 158.0 | 50.3 | 1,530 | 1,110 |
| 30〜49（歳） | 171.0 | 68.1 | 158.0 | 53.0 | 1,530 | 1,160 |

**表 8-5** 推定エネルギー必要量（kcal/日）

| 性別 | 男性 | | | 女性 | | |
|---|---|---|---|---|---|---|
| 身体活動レベル<br>(PAL) | Ⅰ | Ⅱ | Ⅲ | Ⅰ | Ⅱ | Ⅲ |
| 18〜29（歳） | 2,300 | 2,650 | 3,050 | 1,700 | 2,000 | 2,300 |
| 30〜49（歳） | 2,300 | 2,700 | 3,050 | 1,750 | 2,050 | 2,350 |

ぞれの代表値（およその範囲）は 1.5（1.40〜1.60），1.75（1.60〜1.90），2.00（1.90〜2.20）となっている（**表 8-4,5**）．この計算を用いて自身の推定エネルギー必要量を求め，この数値よりも少ないエネルギー量を摂取することで体重の減少，つまり減量が可能となる．また，増量のためにはこの数値よりも多くのエネルギーを摂取することが必要となる．

　一方，日常的に運動を行っているスポーツ選手を対象とした場合，競技種目によっては骨格筋量が多いことや脂肪量が極端に低いことがある．そのため，一般人を対象とした基礎代謝基準値を当てはめることがむずかしい．そこで，スポーツ選手の基礎代謝の計算にはスポーツ選手向けの計算式（☞ p.7，図 1-4 参照）を用いることが提唱されている．

　注意すべき点としては，計算式から算出された数値はあくまでも推定値ということである．例えば，PAL は代表値を用いて算出しているが，日々の運動内容によっても大きく変わることが考えられる．そのため，体重や身体組成などをモニタリングしながらトレーニングや食事の内容の調整を行う必要がある．

◇ **コラム** 酸化ストレスは悪者？

　スーパーオキシド，ヒドロキシラジカルや過酸化水素などが引き起こす酸化ストレスは，運動により高まることが知られている．そのため，抗酸化作用のあるビタミンやさまざまな抗酸化物質が酸化ストレス低減のために摂取されている．一方，近年の研究で運動することで発生する活性酸素種が，運動によるさまざまな適応（筋肉の肥大，代謝亢進）に関与している可能性が報告されている．この考えは現時点でも議論が行われており結論は得られていない．酸化ストレスはがんや老化，生活習慣病を引き起こす因子として考

えられているが，運動によって起こる酸化ストレスをすべて悪者と決めつけて抗酸化ビタミンを多く摂取することは考え直す必要があるかもしれない．

## 練習問題

以下の問題について，正しいものには○，誤っているものには×をつけなさい．

1. 運動によるエネルギー代謝の亢進はビタミン $B_1$ の必要量を高める．

2. ビタミン K には運動により発生する酸化ストレスを低減させる作用がある．

3. ビタミン $B_6$ はたんぱく質の代謝に関与している．

4. ナイアシンの過剰摂取は筋グリコーゲン利用を抑制する．

5. ビタミン $B_2$ 摂取量は，エネルギー摂取量の増加に伴い増やすことが望ましい．

6. 非ヘム鉄は吸収されやすい種類の鉄である．

7. カルシウムは骨の構成成分としてだけでなく，筋収縮にも関与している．

8. 日本食は健康維持・増進だけでなく，スポーツ選手の栄養素摂取においても理想的な食事である．

9. スポーツ選手の基礎代謝を求める場合には除脂肪体重を用いるとより正確に推定することができる．

10. 運動中の水分摂取方法として，運動終了後に運動前よりも体重が増加する程度に水分を摂取することが望ましい．

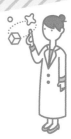

# 第9章

# 体力・運動能力の性差

## この章で学ぶこと

- 体力の性差を学ぶ
- 体力・運動能力調査における性差を比較する
- 女性の運動トレーニング実施の注意点について学ぶ

○━ Key words

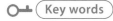

性ホルモン，体力の男女差，体力・運動能力調査

　体力・運動能力の性差を理解することは，運動を安全に実施するうえで大切なことである．基本的には，運動トレーニングの原則は男女で同じである．しかし，体力・運動能力における男女差を知ることは，それぞれの能力を最大限に引き出すために必要なことである．そこで本章では，体力における性差，体力・運動能力調査における性差，女性における運動トレーニング実施の注意点について学ぶ．

## Ⓐ 体力・運動能力の性差

### ① 体格・身体組成の性差

　体格・身体組成は，男女で異なる特徴がみられ，このことは体力（筋力や全身持久力）や運動パフォーマンスの性差を生む要因となっている．効果的・効率的および安全に運動トレーニングを実施したり指導したりするうえで，体格・身体組成に男女でどのような違いがあるのかを理解する必要がある．

　体格・身体組成の性差が著しく現れるのは，生殖器系機能が発達する思春期以降である．これには，性ホルモンの影響が関連している．身長・体重の性差は，

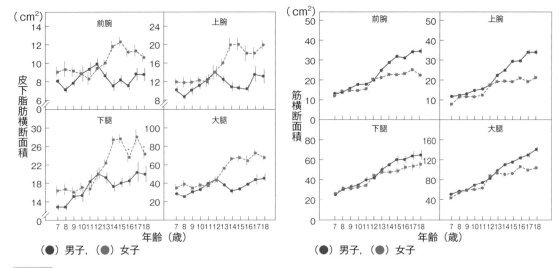

（●）男子，（●）女子

**図9-1** 皮下脂肪と筋の横断面積の年齢変化

[福永哲夫，金久博昭，角田直也ほか：発育期青少年の体肢組成，人類学雑誌 **97**(1)：51-62, 1989 より許諾を得て転載]

12歳頃まではほとんどみられないが，それ以降は男子で身長・体重ともに女子を上回る．**図9-1**に超音波法にて測定した体肢の皮下脂肪横断面積と筋横断面積の男女別の年齢変化を示す．皮下脂肪横断面積は，12歳頃までは男女で大きな差はみられないが，それ以降に女子が男子を上回るとその差が続く．筋横断面積は，12歳頃までは男女で大きな差はみられないが，それ以降に男子が女子を上回る．

## ②　筋力・筋パワーの性差

　**筋力**は，体力要素の中でももっとも性差が顕著に現れる．男女の筋力を絶対値で比較すると，女性の筋力は同年代の男性の50〜70％前後である．筋力に性差が現れる要因は，男女間の筋量の差によるものが大きいとされている．**図9-2**に下肢および上肢の筋力における男女比を示す．絶対値における男女差は明確であるが，体重あたりの相対値ではその差は小さくなり，除脂肪量あたりの比較では，さらに男女差が小さくなる．特に下肢の筋力においては，除脂肪量あたりの筋力の男女差はほとんどない．これは下肢筋の量的な差による影響が大きく，質的には大きく変わらないことを意味している．一方で，上肢の筋力においては，除脂肪量あたりの筋力でみても依然として男女差がみられ，筋量以外の要因が関連している可能性も考えられる．筋力に速度の要因を加えた筋パワーにおいても，絶対値では顕著な男女差がみられるが，体重あたりの相対値では差は小さくなり，除脂肪量あたりでは，差はほとんどなくなる．

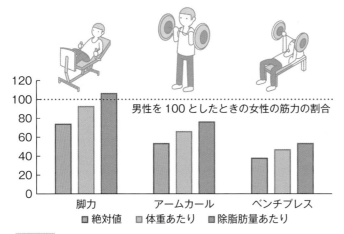

**図 9-2** 下肢および上肢の筋力における男女比

[Wilmore JH：Alterations in strength, body composition and anthropometric measurements consequent to a 10-week weight training program. *Med Sci Sports* **6**(2)：133-138, 1974 を参考に筆者作成]

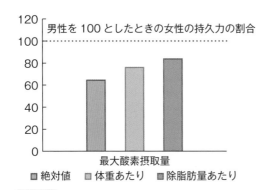

**図 9-3** 最大酸素摂取量における男女比

[北川　薫，宮下充正，山本恵三：青年男女の身体組成，最大酸素摂取量および 2,400 m 走．体育学研究 **21**(6)：335-340, 1976 を参考に筆者作成]

### ③ 全身持久力の性差

　全身持久力も男性のほうが高い値を示す．**図 9-3** に全身持久力の指標となる**最大酸素摂取量**の男女比を示す．最大酸素摂取量の絶対値には顕著な男女差がみられ，女性の最大酸素摂取量は，同年代の男性と比較すると 60〜80％前後である．体重あたりの相対値では，その差は小さくなる．これは体重に占める筋量の割合が，女性と比較すると男性で大きいことが 1 つの要因とされている．除脂肪量あたりで比較すると，その差はさらに小さくなるが依然として男女差がみられる．これには，酸素を運搬する血中ヘモグロビン濃度が女性では低いことなどが関与していると考えられている．さらに，呼吸器系において最大換気量が男性で高いことなども関与している．

心臓血管系の要因では，最大心拍数に性差はみられないが，1回拍出量は男性で大きい．そのため，最大心拍出量が男性で大きくなり（女性の最大心拍出量の値は男性の約70%），全身持久力の性差に関与している．1回拍出量が男性で大きいのは，心臓（左心室）の容量が大きいためである．このように，身体組成，呼吸・循環器系機能におけるいくつかの要因が女性よりも男性で高いことが，全身持久力の性差を生み出していると考えられる．

### ④ 柔軟性の性差

柔軟性は，体力要素の中で女性が男性よりも高い場合があることが報告されるユニークな体力といえる．柔軟性といっても，何を指しているのか（四肢の関節可動域なのか骨格筋の柔軟性なのか等）を理解する必要がある．現在のところ，学問や研究分野によって柔軟性の定義が異なり，柔軟性を一義的に定義することができていない．それゆえ，性差についても報告結果は一致していない．

柔軟性は，筋や結合組織の特性やホルモンによって規定されると考えられている．筋量が関連している可能性はあるが，現在のところ明確な結論は出されていない．女性においては，出産という特有のイベントがあり，骨盤の関節の柔軟性などに影響していると考えられる．柔軟性の指標の1つである立位体前屈の値では，女性において男性と比較して高い値が示されている．

> ### ◇ コラム　柔軟性という体力
>
> 健康と関連する体力としては，全身持久力や筋力が注目され，これら体力を向上させる運動が提案されてきた．一方で柔軟性は，けがの予防や運動パフォーマンスに貢献する体力として考えられてきたが，最近では立位体前屈や長座体前屈で測定した体幹の柔軟性も健康関連指標（動脈硬化指標や高血圧発症リスク）と関連する可能性があることがわかってきた．体幹の柔軟性が動脈硬化指標となぜ関連するのか，その機序はわかっていない．まずは，柔軟性の定義づけを視野に入れた基礎的な研究が必要である．柔軟性は女性が男性を上回ることが報告されている唯一の体力である．さらに，柔軟性を向上させる運動は，ストレッチングといった低強度の運動である．すでに，超高齢社会を迎えている日本においては，高齢者にとって実施しやすい運動の価値がますます高まると考えられる．これまでのように，必ずしも多くのエネルギーを消費するような運動だけでなく，低強度の運動の効果についての研究が今後さらに必要となる．

### ⑤ 成人女性のやせと健康

健康日本21（第二次）では，肥満者（BMI 25以上）の割合の減少とともに，やせ（BMI 18.5未満）の割合の減少も目標として定めている．図9-4は，日本

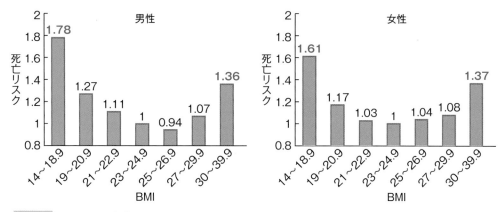

**図 9-4　BMI と死亡率**

[Sasazuki S, Inoue M, Tsuji I, et al.：Body mass index and mortality from all causes and major causes in Japanese: results of a pooled analysis of 7 large-scale cohort studies. *J Epidemiol* **21**(6)：417–430, 2011 を参考に筆者作成]

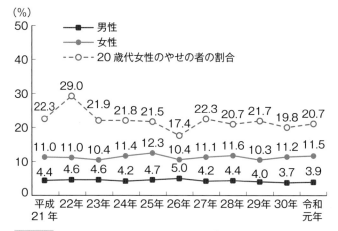

**図 9-5　やせの者（BMI＜18.5 kg/m²）の割合の年次推移（20 歳以上）**

[厚生労働省：令和元年国民健康・栄養調査結果の概要　https://www.mhlw.go.jp/content/10900000/000687163.pdf（最終アクセス：2024 年 2 月 20 日）より引用]

人約 35 万人の追跡調査データを用いて報告された BMI と死亡率の関連である．男女ともに，BMI がもっとも高い群で死亡リスクが高くなるだけでなく，BMI が低い群においても死亡リスクが高くなっている．したがって，肥満だけでなく，やせも健康リスクと関連する要因であるため，適切な BMI を維持することが望ましい．2019（令和元）年国民健康・栄養調査結果（**図 9-5**）によると，男性と比較して女性においてやせの割合は高く，特に，20 代女性のやせの者の割合が 20.7％と高い．また，2019（令和元）年度体力・運動能力調査によると，この 10 年で新体力テストの合計点は **30 代女性**では低下傾向にある．やせすぎは，体力低下を引き起こし，さまざまな健康リスクの上昇をもたらす．成人女性においては，自分の適正体重を理解し，体力の維持・増進を心がける必要がある．

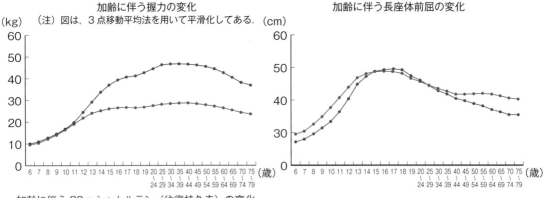

加齢に伴う握力の変化

加齢に伴う長座体前屈の変化

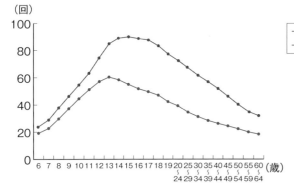

加齢に伴う 20m シャトルラン（往復持久走）の変化

**図 9-6　年齢別の体力・運動能力**

［スポーツ庁：令和元年度体力・運動能力調査結果の概要
https://www.mext.go.jp/sports/content/20201015-spt_
kensport01-000010432_1.pdf（最終アクセス：2024 年 2 月
20 日）より引用］

## Ⓑ 体力・運動能力調査からみた性差

　スポーツ庁による 2019（令和元）年の体力・運動能力調査の結果から，体力の横断的データによる年齢別の平均値を**図 9-6** に示す．握力（筋力），20 m シャトルラン（全身持久力）の結果では，おおよそ 12～13 歳以降に男女差がみられる．男子では成人頃までは体力が高くなる傾向を示しているが，女子では 12～13 歳以降の体力の向上は緩やかである．前述のとおり，身体組成の性差が顕著に現れる思春期以降に，体力・運動能力調査の結果も男性のほうが高い値を示している．ほとんどの体力・運動能力調査の結果では，年齢が高くなっても，男性のほうが各体力は高い傾向のままである．一方で，長座体前屈（柔軟性）の結果は，全体的に女性のほうが高い値を示し，年齢が上がっても女性のほうが高い値を示している．

## Ⓒ 女性の運動・トレーニングの留意点と効果

　トレーニングの原則は，基本的には男女間で違いはない．しかし，女性においては月経開始や閉経による**ホルモンバランスの変化**，**月経痛**などが存在する．トレーニングを実施する際には，女性特有のイベントを考慮する必要がある．

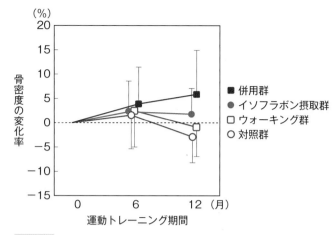

図9-7 運動と大豆イソフラボン摂取の併用が骨密度（Ward三角部）に与える影響

[Wu J, Oka J, Tabata I, et al.：Effects of isoflavone and exercise on BMD and fat mass in postmenopausal Japanese women: a 1-year randomized placebo-controlled trial. *J Bone Miner Res* **21**（5）：780-789, 2006 より抜粋]

　女性において，運動・トレーニングによるエネルギー不足，体重・体脂肪の減少，ストレス，ホルモンの変動は，運動性無月経や疲労骨折を引き起こす原因となる．減量が必要な競技種目での女性スポーツ選手の体重管理は慎重に行うべきである．特に発育過程の途中にある選手には，骨や女性機能の発育を損なうことがないよう運動・トレーニングの内容を考慮する必要がある．指導者は，極端な減量につながるような過度の指導をやめ，発育を損なわないよう将来に備えたトレーニングメニューを作成するように注意すべきである．月経とパフォーマンスの関係については，月経中に運動パフォーマンスが向上する，あるいは低下するなどさまざまな議論があるが，月経痛といった個人差が大きい要因が関連するため，明確には結論づけられていない．

　一方で，閉経を迎えると女性ホルモンの分泌低下により，骨量が急激に低下する．骨量は成人期にピークを迎え，その後加齢とともに低下する．骨量の低下は，骨折リスクを高めるため，若年期から最大骨量を高めておくことが重要である．中高年期においては，骨量の低下の程度を抑えられるよう運動・トレーニングを行うことが大切である．骨量低下予防のための運動は，骨に荷重がかかるような運動が効果的である．ウォーキングやジョギングは，骨に荷重のかかる運動刺激となる．水泳トレーニングにおいても大腿骨頸部の骨密度を増加させることが報告されている．中高年者において，閉経により女性ホルモンの分泌低下が起こると，運動を行っても骨量を維持・増加しにくくなるため，**大豆イソフラボン**（植物性エストロゲン様物質）といった栄養素との併用が有用であることも報告されている（**図9-7**）．

　女性ホルモンには**血管保護作用**があり，女性では男性よりも動脈壁の伸展性も高い．しかし，閉経を迎えると血管機能は低下し，男性と同様あるいはそれ以上

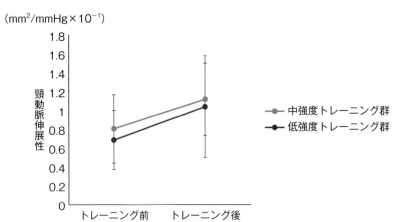

（mm²/mmHg×10⁻¹）

中強度トレーニング群
低強度トレーニング群

**図 9-8** 持久的トレーニングが頸動脈の伸展性に及ぼす影響

［Sugawara J, Inoue H, Hayashi K, et al.：Effect of low-intensity aerobic exercise training on arterial compliance in postmenopausal women. *Hypertens Res.* **27**（12）：897-901, 2004 を参考に筆者作成］

に血管のしなやかさが低下するといわれている．**図 9-8** は，閉経後の女性を対象に週 3〜5 回の**持久的トレーニング**を 12 週間実施し，動脈硬化指標である頸動脈の伸展性を評価した結果である．持久的トレーニングにより，頸動脈の伸展性が向上し，血管がしなやかになったことが示されている．この研究では，運動によるエネルギー消費量を 1 週間で 900 kcal とし，低強度と中強度の 2 群に分かれてトレーニングを実施しているが，どちらの強度で実施した場合でも頸動脈の伸展性が向上することが報告されている．一方で，骨粗鬆症やサルコペニア予防に有効な**筋力トレーニング**は，非常に高い強度で実施した場合では血管の伸展性を低下させることが男性を対象とした研究において報告されている．しかしながら，低〜中強度の筋力トレーニングでは，中高年女性の血管の伸展性を悪化させることはないとされているため，骨粗鬆症，サルコペニア，動脈硬化予防のためには，低〜中強度の持久的トレーニングや筋力トレーニングを実施することが望ましい．

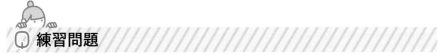

## 練習問題

**以下の問題について，正しいものには○，誤っているものには×をつけなさい．**

1. 男女の身体組成の性差が著しく現れるのは，生殖器系機能が発達する思春期以降である．

2. 筋力に性差が現れる要因は，男女間の筋の質の差によるものが大きい．

3. 最大酸素摂取量の絶対値には性差がみられるが，体重あたりの相対値に性差はない．

4. 1 回拍出量と最大心拍数は男性で大きい．

5. 酸素を運搬する血中ヘモグロビン濃度は女性で低い．

6. 体力・運動能力テストにおいて，男女ともに成人頃までは体力が高くなる傾向が示されている．

7. 体力・運動能力テストにおいて，思春期以降ではすべての体力で男性のほうが高い値が示されている．

8. 女性において，運動・トレーニングによるエネルギー不足，体重・体脂肪の減少，ストレス，ホルモンの変動は，運動性無月経や疲労骨折を引き起こす原因となる．

9. 閉経による女性ホルモンの分泌低下は，骨量低下を引き起こすが，運動・トレーニングにより低下を軽減できる．

10. 閉経後の女性において，骨粗鬆症，サルコペニア，動脈硬化予防のためには，高強度の持久的トレーニングが必要である．

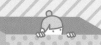

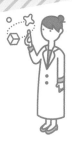

# 第10章

# 体力・運動能力の加齢変化

## この章で学ぶこと

・成長・発達に伴う身体的変化と運動機能の変化（出生から成人期までの変化）について学ぶ
・加齢に伴う身体的変化と運動機能の変化（成人以降の変化）について学ぶ
・体力・運動能力の調査からみる体力の変化（年齢別体力と年次推移の比較）について学ぶ

**Key words**

成長・発達・加齢に伴う身体的変化・運動機能の発達，体力・運動能力調査

　体力・運動能力の発達・加齢変化を理解することは，安全で効果的な運動・トレーニングの実施につながる．子どもの成長，発育・発達には時期によって特徴があり，順序性がある．同様に，加齢に伴う身体的変化にも特徴がある．これら身体的変化を基礎として，体力・運動能力も成長・加齢により変化する．出生から成人期において，もっとも早くに発達するのは，脳・神経系であり，それから呼吸・循環器系，筋力系の発達がみられる．成人期以降における加齢による変化も体力要素によりその傾向は異なる．そこで本章では，体力・運動能力の発達・加齢変化の特徴，体力・運動能力調査における年齢別の比較をし，その特徴について学ぶ．

 **A** 成長・発達に伴う身体的変化と運動機能の変化
（出生から成人期までの変化）

### ① 身長・体重の発育曲線

　出生から成人期にかけて，身長・体重は年齢とともに大きくなるが，その成長・発育速度には個人差がある．**図10-1**に，身長・体重の年齢別平均値による発育

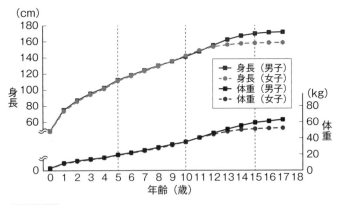

**図 10-1** 出生から青年期の身長・体重の発育曲線

［厚生労働省：平成 22 年度乳幼児身体発育調査 https://www.mhlw.go.jp/toukei/
list/73-22.html（最終アクセス：2024 年 2 月 20 日），文部科学省：令和 2 年度
学校保健統計調査 https://www.mext.go.jp/b_menu/toukei/chousa05/hoken/kek
ka/k_detail/1411711_00004.htm（最終アクセス：2024 年 2 月 20 日）を参考に
筆者作成］

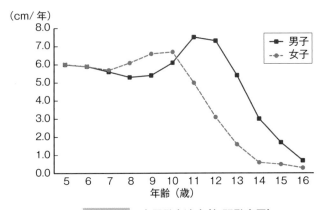

**図 10-2** 身長発育速度（年間発育量）

［文部科学省：令和元年度学校保健統計調査 https://www.mext.go.jp/
content/20200319-mxt_chousa01-20200319155353_1-3.pdf（最終アク
セス：2024 年 2 月 20 日）を参考に筆者作成］

曲線を示す．男女ともに年齢が上がると，身長・体重は大きくなり，12 歳以降
から男女差が出現し，男子のほうが身長・体重は大きくなる．また，出生から成
人期までの間において，急速な発育がみられる時期がある．出生から幼児期にお
ける**第一発育急進期**と，思春期（10～15 歳頃）にかけての**第二発育急進期**である．
特に第二発育急進期は個人差が大きく，男子よりも女子のほうが早くに迎えると
いう特徴がある．この時期を過ぎると，発育は緩やかになる．幼児期から成人期
にかけてもっとも身長が伸びる年齢を**身長発育速度ピーク年齢**（**PHV 年齢**；
Peak Height Velocity 年齢）とよぶ．**図 10-2** に身長発育速度（年間発育量）を
示す．PHV 年齢は，女子では 9～10 歳，男子では 11～12 歳であり，女子のほう
が約 2 歳早い．成長・発達には個人差があるため，発育・発達状況を理解し，運
動・スポーツを実施する際には，けがや障害を引き起こさないよう注意すること
が必要である．

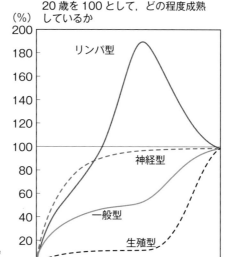

20歳を100として，どの程度成熟しているか

**図10-3　スキャモンの発育曲線**

リンパ型：免疫機能．
神経型：脳，脊髄，眼球など．
一般型：身長，体重，内臓など．
生殖型：精巣，卵巣など．

[Scammon RE：The measurement of man. The Measurement of the Body in Childhood（Harris JA et al. ed.），Minneapolis, University of Minesota Press, 1930 より引用]

## ② スキャモンの発育曲線

　臓器や器官別の発育・発達過程の特徴を示したグラフが**スキャモン**（Scammon）**の発育曲線**である（**図10-3**）．スキャモンの発育曲線は，出生から20歳までの発育増加量を100％として各年齢における発育割合を4つのパターン（リンパ型，神経型，一般型，生殖型）に分類して示したグラフである．

- **リンパ型**：リンパ型は免疫機能の発達であり，身体を守る機能の発育曲線を示している．リンパ型に含まれる臓器である胸腺は，胎児期から小児期にもっとも発育し，その後は加齢に伴い萎縮する．扁桃，リンパ節もリンパ型に属する．
- **神経型**：神経型は乳幼児期にもっとも発育し，小児期後半で成人の値に到達する．眼球，脳，脊髄が神経型に属する．
- **一般型**：一般型は，出生後と思春期に大きな発育がみられる．身長，体重，多くの内臓器官が一般型に属する．
- **生殖型**：生殖型は，思春期に大きな発育がみられる．精巣や卵巣が生殖型に属する．

## ③ 運動（身体）機能の変化と運動トレーニングの至適時期

### a 神経機能（神経系の発達）

　神経系は，他の体力・運動能力に比較してもっとも早くに発達し，乳幼児期に急激な発育・発達がみられる．神経系の発達により，これまでできなかった新しい動作ができるようになり，**身体運動の調整力**（巧緻性，敏捷性，平衡性などの要素）が身につくとされている．そのため，幼児期には，バランス，リズム，敏捷性の向上につながるような多くの動作を伴う運動刺激を与えることが望まし

い．この時期の身体運動は，その後の基本的な動作の習得に影響を及ぼすと考えられている．

### b 筋力（骨格筋の発達）

幼児期〜小児期は，骨の発育・発達がさかんな時期である．そのため，軟骨組織に過度の負荷がかかってしまう筋力トレーニングは思春期以降に実施することが望ましい．**筋力**の発達は，思春期以降で顕著になる．これは，この時期に**骨格筋**の発達・発育が顕著になることが影響している．筋力は男女差が顕著に現れる体力であるが，男子において思春期に筋量が急増することが大きく影響している．本格的な筋力トレーニングは，成人期に骨格筋の発育・発達が成熟してから始めるとよい．

### c 持久力（呼吸・循環器系の発達）

**呼吸・循環器系**は，幼児期〜思春期にかけて発育・発達がみられる．乳幼児期は，心臓が小さいため安静時心拍数は高く，心臓をたくさん拍動させることで全身に血液を循環させている．成長とともに心臓が大きくなることで，安静時心拍数は減少する．持久的トレーニングについても，一般的には思春期以降に効果が得られやすいと考えられている．

## Ⓑ 加齢に伴う身体的変化と運動機能の変化（成人期以降の変化）

### ① 身長・体重の加齢変化

加齢による身体的変化や運動機能の変化を縦断的（同じ人を経時的・経年的に調査すること）に長期追跡した調査はほとんどないが，日本において毎年実施されている国民健康・栄養調査（厚生労働省）や体力・運動能力調査（文部科学省・スポーツ庁）などから，年齢別の身体的特徴や運動機能の特徴を把握することができる．**図10-4**に2019（令和元）年国民健康・栄養調査の結果から，年齢別の身長・体重の平均値を示す．**身長**は成人期よりも高齢期で低い値となっている．**体重**は，成人から中年期において男女ともに高く，中年期以降は年齢が上がるにしたがって値は低くなっている．肥満度の指標とされる**BMI**は，中年期に高くなり，高齢期で低くなる．このように，成人期以降における身体的変化を理解し，運動トレーニングを実施する際には，年齢に応じた適切な内容にするよう考慮する必要がある．

### ② 身体組成（体脂肪量・筋量）の加齢変化

成人から中年期にかけては，**体脂肪量**の増加がみられる．身体活動不足などが影響していると考えられるが，この身体組成の変化は，生活習慣病を引き起こす

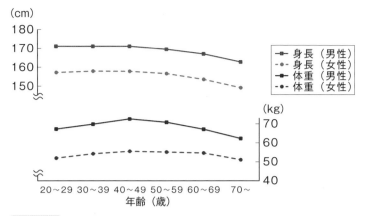

**図 10-4** 年齢別の身長・体重

[令和元年国民健康・栄養調査報告　https://www.mhlw.go.jp/content/000710991.pdf
（最終アクセス：2024 年 2 月 20 日）を参考に筆者作成]

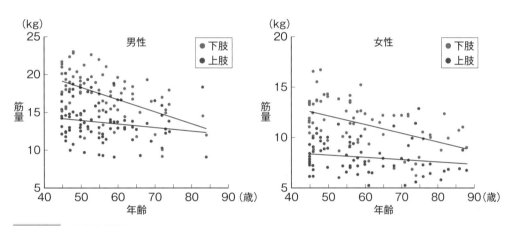

**図 10-5** 年齢と筋量

[Janssen I, Heymsfield SB, Wang ZM, et al.：Skeletal muscle mass and distribution in 468 men and women aged 18–88 yr. *J Appl Physiol* **89**(1)：81–88, 2000 より引用]

原因ともなるため，注意する必要がある．一方で，高齢期になると男女ともに筋量低下がみられ，上肢より下肢で筋量の低下が大きいと報告されている（**図 10-5**）．筋量の低下は転倒リスクを高めるため，高齢期では筋量の低下を防ぐことが重要である．

## ③ 身体機能の加齢変化

### a 筋量・筋力・筋持久力の加齢変化

　**骨格筋量**は成人期にピークを迎え，その後，低下する．**筋量**の低下は，筋線維の数が減少することよりも，線維の太さが細くなるためと考えられている．筋力のピークは 20〜30 歳とされ，それ以降は加齢とともに低下する．筋力の加齢変化は筋量の低下に依存している．骨量も加齢とともに低下し，特に女性では閉経

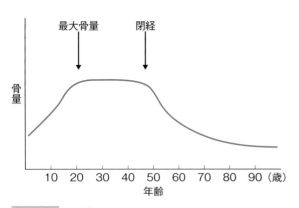

**図 10-6　年齢と骨量**

［鈴木隆雄：骨量の自然史と骨粗鬆症, 骨折の予防戦略. 日本臨牀 **62**（増刊号 2）：225-232, 2004 より許諾を得て改変し転載］

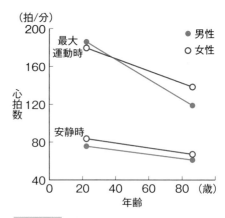

**図 10-7　安静時心拍数と最大心拍数の加齢変化**

［Lakatta EG：Cardiovascular regulatory mechanisms in advanced age. *Physiol Rev* **73**（2）：413-467, 1993 より引用］

後に骨量が急激に減少する（**図 10-6**）. そのため, 若年期に最大骨量を高くしておくことが, 加齢による骨量低下への対抗策として有効である.

### b　全身持久力（呼吸・循環器系）の加齢変化

全身持久力のピークは, 10 歳代後半から 20 歳代であり, その後加齢とともに低下する. 全身持久力の指標に**最大酸素摂取量**があるが, その主な決定要因である**最大心拍出量**と**最大動静脈酸素較差**は加齢により低下する. 最大心拍出量の低下には, 最大心拍数の低下が関係している. **図 10-7** に示すように, 安静時の心拍数は加齢による大きな変化はみられないが, 最大心拍数は加齢とともに低下する. 加齢に伴う最大酸素摂取量の低下は, 10 年で約 10% であると報告されている. 最大酸素摂取量は心血管疾患リスクや死亡率とも関連しており, 生理学的にも臨床的にも重要な意味をもつ.

## C　体力・運動能力調査からわかる体力の変化（年齢別体力と年次推移の比較）

国民の体力・運動能力の現状を把握できる基礎資料として「体力・運動能力調査」が報告されている. これは, 小学生（6 歳）から高齢者（79 歳）までを対象として, 体力・運動能力を調査したものであり, 年齢別の体力の平均値や昭和 40 年代～現在にいたるまでの体力の年次推移を知ることができる. 現在の体力・運動能力調査では, 1998（平成 10）年から実施されている「**新体力テスト**」が用いられている. 全年齢共通項目として「**握力・上体起こし・長座体前屈**」が実施され, その他, 各年齢別に調査項目が定められている（**表 10-1**）.

**表 10-1　新体力テスト**

| 対象年齢 | テスト項目 | |
|---|---|---|
| | 全年齢共通 | 各対象年齢別 |
| 6～11歳 | 握力※<br>上体起こし※<br>長座体前屈※ | 反復横とび<br>50 m 走<br>立ち幅とび<br>ソフトボール投げ<br>20 m シャトルラン（往復持久走） |
| 12～19歳 | | 反復横とび<br>50 m 走<br>立ち幅とび<br>ハンドボール投げ<br>持久走（男子 1,500 m，女子 1,000 m）<br>　または，20 m シャトルラン |
| 20～64歳 | | 反復横とび<br>立ち幅とび<br>急歩（男子 1,500 m，女子 1,000 m）<br>　または，20 m シャトルラン |
| 65～79歳 | | ADL（日常生活活動テスト）<br>開眼片足立ち※<br>10 m 障害物歩行※<br>6 分間歩行※ |

※65～79 歳については，ADL によるテスト項目実施のスクリーニングに関
　する判定基準により，その実施の可否を検討する.
[スポーツ庁：新体力テスト年代別実施要項 https://www.mext.go.jp/sports/
content/1396936-1.pdf（最終アクセス：2024 年 2 月 20 日）を参考に筆者作成]

## 1 年齢別の体力

　体力・運動能力の低下を縦断的に長期間追跡した調査はないが，年齢別の体力
を横断的に比較すると，体力要素により低下の大きさが異なることがわかる. 
図 10-8 に，20～24 歳における体力の値を 100％として，体力要素別の加齢変化
を示す. 全身持久力の指標である 20 m シャトルランの記録は直線的に低下し
ている. 筋持久力（特に腹筋）の指標とされる上体起こしも，全身持久力ほどで
はないが大きく低下する. 一方で，筋力の指標とされる握力は 50 代以降に低下
しているが，他の体力と比較して低下の程度は小さい. 柔軟性の指標となる長座
体前屈も他の体力と比較すると，低下の程度は小さい. 跳躍に関連する瞬発力の
指標としての立ち幅とびや敏捷性の指標とされる反復横とびは，握力とシャトル
ランの中間程度の低下を示している.

## 2 青少年期の体力の年次推移の傾向

　図 10-9 に 1998（平成 10）年の体力・運動能力調査における体力の値を 100％
として，青少年期の体力の年次推移を示す. 青少年（7～19 歳）の体力は，体力・

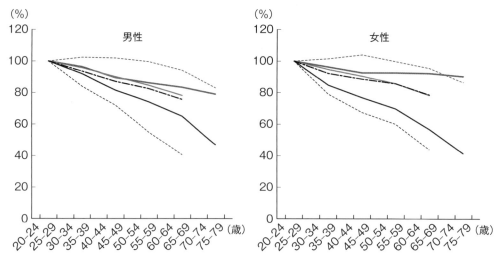

-----20mシャトルラン（全身持久力）　——上体起こし（筋持久力）　·····握力（筋力）

——長座体前屈（柔軟性）　——立ち幅とび（瞬発力）　—·—反復横とび（敏捷性）

**図 10-8　体力要素別の加齢変化**

［スポーツ庁：令和元年度体力・運動能力調査結果　https://www.mext.go.jp/sports/b_menu/toukei/chousa04/tairyoku/kekka/k_detail/1421920_00001.htm（最終アクセス：2024 年 2 月 20 日）を参考に筆者作成］

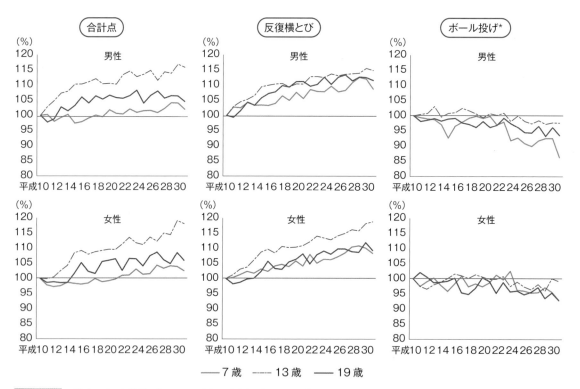

——7歳　-----13歳　——19歳

**図 10-9　体力の年次推移（7～19歳）の傾向 ［1998（平成 10）年を 100 としたときの相対的推移］**

*7 歳：ソフトボール，13～19 歳：ハンドボール

［スポーツ庁：令和元年度体力・運動能力調査結果　https://www.mext.go.jp/sports/b_menu/toukei/chousa04/tairyoku/kekka/k_detail/1421920_00001.htm（最終アクセス：2024 年 2 月 20 日）を参考に筆者作成］

運動能力調査の合計点からみると，ここ20年は向上傾向にある．しかしながら，種目別に年次推移をみると，異なる傾向が示されている．反復横とびでは全体的に向上傾向にあるのに対して，ボール投げでは低下傾向である．体力はさまざまな影響を受けるが，子どもの体格が昔と比較して大きくなっているのに対して，低下している体力要素があることには注意すべきである．投げるといった技術的な要素を含むものでは，そのような動作の経験不足などが低下の一因として考えられる．

### ③ 成年期・高齢期の体力の年次推移の傾向

　成年（20〜64歳）の体力は，体力・運動能力調査の合計点からみると，ここ20年は維持・向上傾向にある（ただし，30代女性の体力は低下傾向にある）（図10-10）．種目別に年次推移をみると，握力では低下傾向がみられ，反復横とびでは向上傾向がみられるなど種目によって傾向が異なっている．年代別の推移をみると，20代，30代では維持，または低下傾向，50代では向上傾向にある．高齢期（65歳以上）の体力の年次推移は，ほとんどの体力項目において向上傾向にあることが報告されている．

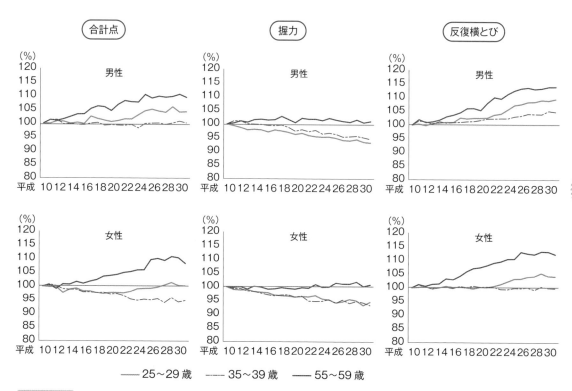

図10-10　体力の年次推移（25〜59歳）の傾向［1998（平成10）年を100としたときの相対的推移］

[スポーツ庁：令和元年度体力・運動能力調査結果　https://www.mext.go.jp/sports/b_menu/toukei/chousa04/tairyoku/kekka/k_detail/1421920_00001.htm（最終アクセス：2024年2月20日）を参考に筆者作成]

　昭和 60 年代頃の子どもの体力と比較すると，現代の子どもの体力は著しく低下傾向にあることが報告されている．これには，外で遊ぶ機会が減ったことなどによる身体活動量の減少に加えて，「基本的な動きの未習得」も要因となっていることが指摘されている．走る，投げる，跳ぶといった基本的な動きの未習得は，その後のけがや事故，疾病につながることが懸念されているため，子どもの頃に基本的な動きをしっかりと習得しておくことが望まれる．このような背景により，日本学術会議の健康・生活科学委員会から文部科学省・スポーツ庁に対して，子どもの動きの健全な育成を目指して，教育制度の整備と基礎研究の推進に取り組むべきであることも提言されている．

　子どもの頃に基本的な動作を習得すること，例えばボールを投げるといった動きを経験・習得することは，それを基本動作とする野球というスポーツを少し身近なものにしてくれるはずである．これは野球をして遊ぶ機会を増やすだけでなく，大人になってからも，野球観戦といった「観て楽しむ」というスポーツの楽しみ方の可能性をひろげてくれるかもしれない．子どもの頃に，走る，投げる，跳ぶといった基本的な動きを習得することは，安全性の観点はもちろん，その後の人生においてスポーツを身近なものにし，人生をより豊かなものにするための一助にもなるはずである．

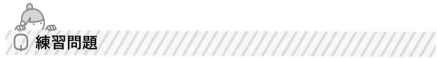

## 練習問題

以下の問題について，正しいものには○，誤っているものには×をつけなさい．

1. PHV 年齢は，女子では 9〜10 歳，男子では 11〜12 歳であり，女子のほうが約 2 歳早い．

2. スキャモンの発育曲線パターンは，一般型，生殖型，神経型の 3 パターンである．

3. 神経機能は，思春期に急激な発育・発達がみられる．

4. 幼児期〜小児期は，骨の発育・発達がさかんな時期であるので，筋力トレーニングを積極的に実施することが望ましい．

5. 乳幼児期は安静時心拍数が高いが，これは心臓が小さいために，たくさん拍動させることで血液を全身に循環させているためである．

6. 成人期以降の安静時心拍数と最大心拍数は加齢により大きく低下する．

7. 筋力のピークは，20〜30 歳とされ，それ以降は加齢とともに低下する．

8. 加齢による筋量の低下は，下肢より上肢の筋量での低下が大きい．

9. 加齢による体力の低下は，どの体力要素でも同じように直線的に低下する．

10. スポーツ庁が実施している「体力・運動能力調査」において，高齢期（65 歳以上）の体力の年次推移は，新体力テスト施行後から現在まで，ほとんどの体力項目において向上傾向にある．

第10章

 参考図書

・高石昌弘(監)，樋口　満，佐竹　隆(編著)：からだの発達と加齢の科学，大修館書店，2012

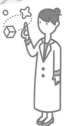

# 第11章

# 健康関連体力・運動能力に及ぼす運動トレーニングの影響と遺伝

### この章で学ぶこと

- 骨格筋や呼吸・循環系のトレーニングに対する適応とその個人差について理解する
- トレーニング効果や健康関連体力に及ぼす遺伝要因の貢献度について学ぶ
- トレーニング効果や基礎体力ならびに健康に及ぼす遺伝要因（遺伝子多型）について，核ゲノムとミトコンドリアゲノムの両面から学ぶ

O━ Key words

骨格筋へのトレーニング効果，運動能力，呼吸・循環系へのトレーニング効果，運動・トレーニングによる生活習慣病予防，遺伝要因，遺伝子多型

## A トレーニング効果

　身体に負荷を与えることにより，一時的に体力は低下するが，適切な休養や栄養素の摂取などにより，負荷を与える前よりも高い体力レベルまで回復する．これを繰り返すことにより，持続的に体力や運動能力が向上する．これを**トレーニング効果**という．しかしながら，身体への負荷が弱くても強すぎてもトレーニング効果は得にくい．トレーニング効果は，トレーニングの運動様式（水泳運動か，走運動か），運動強度（1回の最大挙上重量や最大酸素摂取量の何％か），運動時間（何分か），運動の頻度（週に何回か），トレーニング期間（何週間か）により決まる．

　最大のトレーニング効果を得るためには，これらの条件を適切に設定する必要がある．しかし，最大のトレーニング効果を生む条件には個人差があり，個人差の一部は，われわれが先天的に有している体質，すなわち**遺伝要因**によって規定される．したがって，一般的にいわれている最適なトレーニング条件は，あくま

でもある集団を対象としたときに当てはまるものであり，個人を対象とした場合には適切なトレーニングの条件は同一ではない．

## ① 骨格筋へのトレーニング効果

骨格筋はトレーニングによって比較的容易に構造や機能が変化する組織である．トレーニングによる骨格筋の適応は，トレーニングの種類や筋線維組成によって大きな差が生じる．特に筋線維組成は遺伝の影響を強く受けるため，トレーニングによる適応の個人差の原因となる．

瞬発系・パワー系トレーニング*をある程度の期間繰り返すと，筋線維の構造や機能が変化することにより骨格筋の収縮特性が変化する．その結果として，瞬発系・パワー系の能力が向上する．レジスタンストレーニングのような高強度のパワー系のトレーニングにおいては一般的には骨格筋を構成するほとんどすべての筋線維が動員され，筋肥大が生じると考えられている．ただし，実際には，遅筋線維はあまり肥大しないため，筋肥大は主に速筋線維の肥大に起因する．

一方，持久系トレーニング*で動員される筋肉は主に遅筋線維であり，速筋線維はあまり動員されない．また，遅筋線維を支配する毛細血管密度も増加し，エネルギー産生機構に必要な酸素や栄養素を効率よく取り込むシステムができあがる．その結果，骨格筋の持久能力が向上する．したがって，持久系トレーニングでは，速筋線維はあまりトレーニングされないことに留意する必要がある．

また，持久系トレーニングの適応として骨格筋に多数存在するミトコンドリアの適応も重要である．持久系トレーニングを繰り返すと，主に遅筋線維のミトコンドリアにおける酸化系能力が高まり，有酸素性エネルギー代謝過程が向上し，筋持久力が向上する．ミトコンドリアは，エネルギー産生工場ともよばれ，その主要な役割はミトコンドリア内膜に存在する酸化的リン酸化機構によるATPの生成である．例えば，マラソン（42.195 km）は休みなく2時間以上も筋収縮を継続しなければならない．また，心臓は生まれてから死ぬまでその筋肉を動かし続けなければならない．そのために，ミトコンドリアにおいて，脂質や糖質に含まれている水素を抜き出し，それを酸素に受け渡すことでATPを休みなく生成する必要がある．したがって，ミトコンドリアがいかに効率的にATPを生成できるかが重要な鍵を握っている．ミトコンドリアDNA*にコードされたミトコンドリアたんぱく質もATPの生成能力や効率に大きな影響を及ぼす．したがって，ミトコンドリアゲノム多型も持久力に関連すると考えられる．

トレーニングには特異性があり（特異性の原理），トレーニング時の運動強度・時間・頻度により，トレーニング効果を得るためのターゲットとなる筋線維が異なる．また，トレーニング効果は筋収縮した部位にのみに生じるので，例えば，スクワットトレーニングで大腿四頭筋の筋肥大は生じるが，上腕三頭筋は肥大しない．

また，オーバートレーニング症候群*として知られているように，過度のトレーニングでは逆にトレーニング効果が生じないこともある．筋肉が合成されること

＊瞬発系・パワー系トレーニング：筋力トレーニング，レジスタンストレーニングなどの無酸素系の運動を繰り返して行う運動形態．

＊持久系トレーニング：ジョギング，ランニング，速歩，軽スポーツ，ダンス，水泳などの有酸素系の運動を継続的に行う運動形態．

＊ミトコンドリアDNA：ヒトの遺伝情報は核だけでなくミトコンドリアにもあり，それをミトコンドリアゲノムあるいはミトコンドリアDNAという．核ゲノムは両親から伝達される遺伝形式であるが，ミトコンドリアゲノムは母親からのみ伝達される母系遺伝形式である．

＊オーバートレーニング症候群：運動能力向上のためのトレーニングにおいて生じた肉体的あるいは精神的な疲労が回復しない状態でトレーニングを長期間継続することで，疲労が蓄積し，慢性的な疲労状態に陥ること．

を同化作用，分解されることを異化作用という．適切な筋力トレーニングと適切な休養・栄養により，異化作用よりも同化作用が上回り筋肥大が生じるが，不適切なトレーニングでは，反対に同化作用よりも異化作用が上回り，逆効果になってしまう．トレーニング自体は異化作用を増加させるが，元の状態よりさらに高い状態に適応しようとすることがトレーニング効果である．その適応には適切な休養と栄養が不可欠である．このように，トレーニング・栄養・休養はトレーニング効果の最大化のために重要である．

## ② 呼吸・循環器系へのトレーニング効果

筋肥大を目的とした瞬発系・パワー系トレーニングによる呼吸・循環器系へのトレーニング効果は少ないが，持久系トレーニングにより呼吸・循環器系においてトレーニング効果が生じる．具体的には，持久走の成績が向上したり，同じ運動をしているにもかかわらず楽に感じるようになる．これは主には，持久系トレーニングを定期的に継続することによる呼吸・循環器系の生理的適応が関与している．

呼吸・循環器系能力の指標として最大酸素摂取量がある．この最大酸素摂取量は，持久系トレーニングによって向上すると一般的に考えられている．持久系トレーニングは，運動強度，運動時間，および運動の頻度を考慮して決定されるが，この中でも重要なのが運動強度である．運動強度が比較的高いトレーニングのほうが最大酸素摂取量の増加の程度が大きいことが知られている．

この最大酸素摂取量は，「肺における酸素取り込み能力」「肺から組織（筋肉）への酸素運搬能力」，ならびに「組織での酸素消費能力」で決まる．この中で最大酸素摂取量の規定要因となっているのが酸素運搬能力である．最大酸素摂取量を向上させるためには循環器系に負荷をかけるようなトレーニングが重要である．具体的には，LSD（long slow distance）のような運動強度が低い運動を長時間実施するよりも，インターバルトレーニングのような運動強度が高い運動を繰り返すことが最大酸素摂取量のトレーニング効果を最大化するうえで適している．持久系トレーニングによる最大酸素摂取量の増加には大きな個人差が存在する（図11-1）．

## ③ 運動・トレーニングによる生活習慣病予防

50年以上も前に比べると現在の生活様式は劇的に変化し，新たな問題を抱えるようになった．特に，家庭や職場のオートメーション化・コンピュータ化に伴う日常生活での身体運動量の減少と欧米化された食事（高脂肪食）が相まって，糖尿病，肥満症，高血圧症，および脂質異常症など，いわゆる「生活習慣病」が増加している．また，これらの疾患は，それぞれが独立しているわけではなく，肥満により生じる骨格筋のインスリン抵抗性が，血圧高値，高血糖ならびに脂質異常を誘発することから，これらを総称した「メタボリックシンドローム」とい

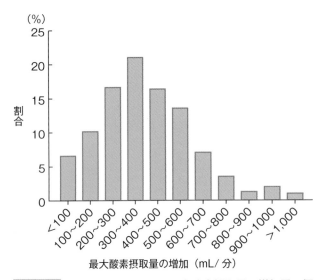

**図 11-1　トレーニングによる最大酸素摂取量の増加量の個人差**

最大心拍数の 75％で，1 回 30 分，週 3 回の持久系トレーニングを 20 週間継続したときの最大酸素摂取量の変化の割合を度数分布で示した．最大酸素摂取量の増加には大きな個人差があり，被験者の 7％は 100 mL/分以下の増加しかしていないが，8％は 700 mL/分以上増加した．
[Genomic predictors of the maximal O₂ uptake response to standardized exercise training programs. *J Appl Physiol* **110**：1160–1170, 2011 より引用]

う概念が提唱されている．このインスリン抵抗性は主に骨格筋において生じており，それを代償するために膵臓からのインスリン分泌を増加させ血糖の恒常性を保とうとする（高インスリン血症）．一方，他の臓器においては，過剰なインスリン作用によりさまざまな弊害も生じる．例えば，腎臓ではナトリウムの再吸収が促進され血圧が高くなる．また，交感神経が亢進したり，LDL コレステロールが増加したりする．その結果，致死的な冠動脈疾患，脳血管疾患など動脈硬化性疾患につながる．

　多くの疫学的研究から，身体運動の効果があるとされている疾患は高血圧症，2 型糖尿病，脂質異常症，肥満，骨粗鬆症，がん（大腸がん，乳がん）である．このメカニズムの背景として，骨格筋におけるインスリン抵抗性の改善が挙げられる．骨格筋のインスリン抵抗性の改善は，上述した高インスリン血症を改善し，さまざまな臓器の機能も改善する．近年，「Exercise Is Medicine（運動は薬だ）」という言葉をよく耳にするが，薬はある特定の疾患や症状を改善するという特異性を有するのに対して，運動は特異性が認められない万能薬のような作用を有する．

　しかし，疾病が運動により予防・治療されるメカニズムは解明されていないため，どのような運動が効果的であるかについてはよく理解されていない．このような理由から従来の運動療法の内容は試行錯誤により編み出されたものが多く，その疾病の発現機序などを基に開発されたものは必ずしも多くない．したがって，従来の運動処方は，医学一般において指摘されているような，いわゆる evidence based medicine（EBM）に基づいたものではない可能性を否定できない．

そこで，スポーツ医学や運動科学の実践および基礎の分野を中心に，エビデンスに基づいた生活習慣病予防および健康増進のための運動処方の開発が進められている．たとえば，運動療法指導の現場では，身体組成が同じようなヒトが同じような運動療法を行っても効果が大きい場合と小さい場合があることを経験する．このような現象は，従来個人差として片付けられてきたが，主に先天的にもって生まれた遺伝要因が関与している．現在，この個人差を生み出すメカニズムとして生活習慣病を中心とした疾患感受性遺伝子の解析が世界中で行われている．しかしながら，その遺伝要因と生活習慣病に対する運動指導の効果に関する報告は依然として少ないのが現状である．

 **B** ## 健康関連体力・運動能力の遺伝率

　**体力**は生命活動を営むための基本的な要素である．体力は，身体的要素と精神的要素に大分類され，さらにそれらは行動体力と防衛体力に分類される（図11-2）．これらの体力の中で健康に影響する体力が健康関連体力である．健康関連体力は，持久力，筋持久力，筋力，柔軟性，および身体組成からなる（図11-2）．この中でも特に，持久力および筋力は運動能力だけでなく虚血性心疾患の危険因子としても重要な健康関連体力である．ヒトの体格（身長や体重），身体組成（体脂肪分布），筋力ならびに最大酸素摂取量といった体力には個人差（個人の特徴）がある．これらの個人の特徴には，先天的な体質，すなわち遺伝要因がどの程度関与しているのだろうか．この個人の特徴（**表現型***）にどのくらい

**＊表現型**：個人のもつ遺伝子型が，形，色，大きさ，機能といった表面から観察できる形質として現れたもの．

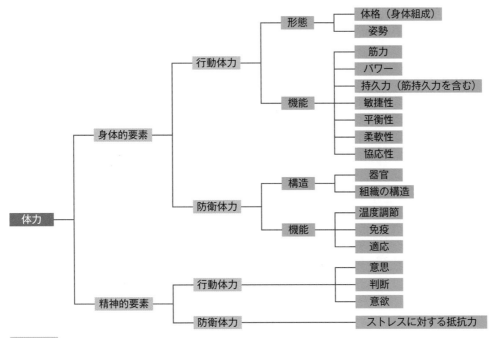

**図11-2**　健康関連体力の構成要素

[猪飼道夫：運動生理学入門，杏林書院，1969を参考に筆者作成]

遺伝要因が関与するかを示す尺度を**遺伝率**という．この遺伝率を調べる方法として，親子やきょうだいを対象として，ある個人の特徴に対する遺伝率を算出する手法がある．

## ①　運動能力の遺伝率

運動能力に遺伝要因がどの程度関与しているのかを明らかにするため，約2,200組の双子（女性）を対象にした大規模な**双子研究**が行われた．この研究では，競技スポーツ経験を調査し，「これまでスポーツに参加したことがない」「学校，クラブ，および大学でスポーツに参加した経験がある」「州や国レベルの大会に出場した経験がある」という3つのレベルに分類し，双子間における運動能力の差から遺伝率を算出した結果，それは66%と見積もられた．つまり，この結果は運動能力を規定する要因のうち，66%が遺伝要因の影響を受けており，34%がトレーニングなどの環境要因の影響を受けていることを示している．

このように，運動能力の決定要因としては環境要因より遺伝要因のほうが強く影響しているようである．しかしながら，対象が女性のみであるため，男性における運動能力の遺伝率について今後検討する必要があるだろう．また，この研究では，水泳，自転車，陸上競技，体操，テニス，バドミントンなど20種類以上の競技の選手を対象としており，競技種目ごとの遺伝率にはある程度のばらつきがあることが考えられる．したがって，この遺伝要因の何がこれらの表現型，すなわち運動能力の違いに関与しているのかを具体的に明らかにする必要がある．

## ②　筋力の遺伝率

筋力は体重を移動させるために重要な能力である．最近の大規模な研究により，握力と全死因死亡率の間に密接な関係があることが明らかとなった．この研究によると，握力が5kg低下するごとに死亡率が16%増加していた．また，筋力と55歳未満での早期死亡の関連を評価した結果によると，筋力が高いと全死亡率や心血管疾患による早期死亡率が20〜35%低下することが明らかとなった．このほかにも筋力の増加が自殺死を20〜30%低下させること，精神疾患有病率を15〜65%低下させることも明らかになっている．

年齢や性が筋力の遺伝率に影響する可能性も報告されており，若齢者や男性では遺伝率が高いこと，つまり，このような人々では遺伝要因が強くなることが示唆される．日本人を対象とした研究では，握力の遺伝率についての報告が1つだけある．それによると握力の遺伝率は77%と高いことが示されている．この研究の対象者の平均年齢は12.5歳であることからこのような高い遺伝率を示したと考えられるが，ヨーロッパ人やアジア人といった民族の差や測定部位（脚と腕）の違いも影響している可能性がある．

### ③ 持久力の遺伝率

　持久力の指標としてもっともよく用いられているのは最大酸素摂取量である．持久力は全死因死亡率に影響を及ぼす．特に，冠動脈疾患や生活習慣病は最大酸素摂取量が低いほど発症率が高いため，その予防には身体運動トレーニングにより最大酸素摂取量を高める努力が必要である．

　1970 年代の小規模な研究において，最大酸素摂取量の遺伝率は 90％程度であるとされていたが，最近の比較的規模の大きい研究ではこのような高い遺伝率は報告されておらず，多くの研究がおおよそ 50％前後であることを報告している．興味深いことに，最大酸素摂取量の遺伝率の内訳を解析すると，父親よりも母親における最大酸素摂取量と強い相関が認められている．また，この現象は，トレーニングによる最大酸素摂取量の増加率でも同様であった．このことは，母系遺伝するミトコンドリア DNA が最大酸素摂取量やそのトレーニング効果により強く影響していることを示唆している．

　これまでに報告されている持久力の遺伝率に関する報告をまとめると，それは 39〜93％の範囲であり，その平均は 56％であった．最大酸素摂取量の遺伝率には性差が認められており，男性のみに限定すると 60％以上の高い値を示した．このことは，男性のほうが女性よりも遺伝要因の影響が強いことを示している．

## ⓒ 運動能力・健康関連体力のトレーニング効果に関連する遺伝子多型

### ① 遺伝子多型とは

　「蛙の子は蛙」や「親子鷹」という言葉は，「子は親に似る」ということの例えであるが，これは遺伝情報が親から子へ確実に伝わる現象を示す．このように，親の形質（特徴）が子へ伝えられる現象を**遺伝**という．

　一方，**遺伝子**は，生物の遺伝形質を特徴づける主要な因子である．つまり，遺伝の本質は細胞の核遺伝子およびミトコンドリア遺伝子に含まれるある特定の DNA 配列（遺伝子情報）が親から子へ伝わることである．**ゲノム**とは，遺伝子（ジーン）「gene」＋総体（オーム）「-ome」＝ genome（ゲノム）からなる造語である．すなわち，ゲノムは，ある生物種の個体全体を完全な状態に保つために必要な遺伝子情報を示し，ヒトのゲノムは約 2 万 3 千個の遺伝子から構成されている．細胞内小器官であるミトコンドリアにもゲノムは存在し，それをミトコンドリアゲノム（ミトコンドリア DNA）という．つまり，ヒトのゲノムは，核に存在する 22 対の常染色体と 1 対の性染色体（女性は XX，男性は XY）の核ゲノムとミトコンドリアに存在するミトコンドリアゲノムからなる．

　DNA は二本鎖であり，一本鎖の RNA に比べ非常に安定しているため DNA の**塩基置換**（塩基配列の一部が他の塩基に置き換わること）は生じにくいが，それでもある一定の頻度で塩基置換が生じる．塩基置換のうち，遺伝子産物の機能

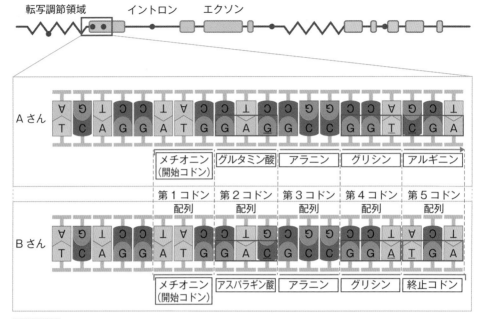

**図11-3** 遺伝子多型がたんぱく質の機能に及ぼす影響

を損なうものは有害変異であり，自然選択によって淘汰される．しかしながら，塩基置換が自然淘汰を受けずに定着すれば，新しい遺伝子型が生まれる．このように，個人間の塩基配列には多様性が生じ，DNA の塩基配列上の同じ場所でも，個人ごとに配列が異なる部位がある（**図11-3**）．一般的にこの違いを「**遺伝子多型**」とよんでいるが，これは母集団において 1% 以上の頻度で生じた場合を指し，1% 未満のまれなものは「変異」と定義されている．遺伝子多型の主な例を以下に示す．

### a 同義置換

塩基置換が生じてもアミノ酸置換が生じない多型をいう．つまり機能的には意味のない多型である．例えば**図11-3**のように，たんぱく質がつくられる領域において，A さんの第 4 コドン*配列（開始コドン*から 4 番目のアミノ酸をコードする配列）は GGT でグリシンとなっており，B さんの同じ部位の配列は GGA とコドン配列が異なるにもかかわらず同じグリシンである．グリシンをコードするコドンは，GGA，GGG，GGC，および GGT であり，それぞれのコドンの第 3 位置において塩基置換が生じてもすべてが同義置換であり，アミノ酸置換は生じない．

### b 非同義置換

塩基の置換前と置換後でアミノ酸が異なる多型をいう．**図11-3**のように，たんぱく質を担う領域において，A さんの第 2 コドン配列は GAG でグルタミン酸となっているが，B さんの第 2 コドン配列は GAC でアスパラギン酸となっている．このように G か C の多型によりグルタミン酸からアスパラギン酸へのアミノ酸

＊**コドン**：DNA 塩基配列の中で 3 文字ずつの組み合わせとなり，アミノ酸を表す暗号として用いられている．このアミノ酸を暗号として表す 3 文字の組み合わせをコドンという．

＊**開始コドン**：DNA から転写されたメッセンジャー RNA（mRNA）上でタンパク質（アミノ酸）の合成開始を指定する配列．

置換が生じる．その結果，たんぱく質の配列さらには構造に変化が生じる．構造が変化することにより，たんぱく質本来の機能を発揮できなくなる可能性がある．

#### c ナンセンス塩基置換

アミノ酸を指定していたコドンが，塩基置換によって終止コドンに変わる多型をいう．図11-3のように，エクソン\*において，Aさんの第5コドン配列はCGAでアルギニンであるが，Bさんの第5コドン配列はTGAとなっている．このTGAという配列は，本来は続くはずであるたんぱく質の合成をそこで終えてしまうという暗号になっており（終止コドン），大きく異なるたんぱく質が発現されたり，発現するはずであったたんぱく質が欠損したりする．

＊エクソン：遺伝子領域のうち，主にたんぱく質の情報に相当する部分．

### ② 筋力に関連する遺伝子多型

筋力に関連する遺伝子多型としてACTN3遺伝子の577番目のアミノ酸が終止コドンに変化するR577X多型が重要である．**αアクチニン**は，筋節を区切るZ膜の主要な構成成分である．αアクチニンは，αアクチニン2と3の2種類が骨格筋に発現しており，筋収縮や骨格筋の構造維持に重要な役割を果たしている（図11-4）．αアクチニン2はすべての骨格筋線維［遅筋線維（タイプI線維）と速筋線維（タイプIIa，IIx線維\*）］に発現するが，αアクチニン3はタイプII線維，すなわち速筋線維にのみに発現している．

ACTN3遺伝子は，染色体11番に位置し，この遺伝子領域においてナンセンス塩基置換（R577X）が存在し，CからTへの塩基置換により，577番目のアミノ酸がR（アルギニン）からX（終止コドン）に変化する．その結果，XX型\*を有

＊げっ歯類のタイプIIb線維に相当するのがヒトではタイプIIx線維である．

＊XX型：父親と母親の両方からXアレル（対立遺伝子）を受け継ぐとXX型となる．例えば，父親がRX型で母親もRX型の場合，メンデルの遺伝形式に則り，4分の1の確率でXX型が生まれることになる．

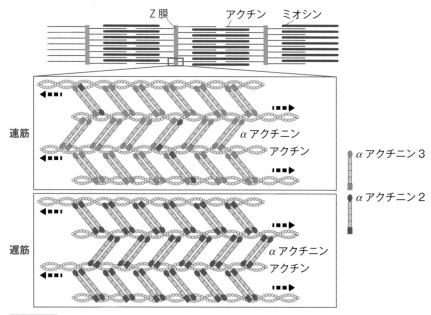

**図11-4　αアクチニンの骨格筋における局在**

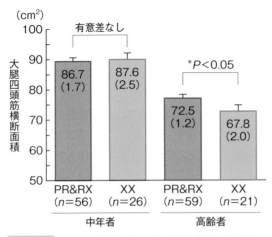

**図 11-5　ACTN3 遺伝子 R577X 多型と大腿四頭筋横断面積との関連**

[Age differences in the relation between *ACTN3* R577X polymorphism and thigh-muscle cross-sectional area in women. *Genet Test Mol Biomarkers* **15**(9)：639–643, 2011 より引用]

する者では速筋線維において α アクチニン 3 が発現しておらず，α アクチニン 2 が代償的に発現している．すなわち，α アクチニンの発現状態が遅筋のようになる（図 11-4）．

　この多型は高齢者の筋力や筋量（図 11-5）に影響していることが報告されていることから，高齢者で問題となっているサルコペニアを予防するうえで重要であると考えられる．また，この多型は高強度のトレーニングや長時間運動による筋損傷マーカーとも関連することが報告されており，R 型を有する者は X 型を有する者より筋損傷に対して抵抗性を有する．このようなことから ACTN3 遺伝子の R577X 多型は，個別に必要なトレーニング内容を考える際に有用な情報となる可能性がある．さらに，この多型は筋線維組成とも関連している．筋線維組成は高血圧の発症とも関連することが指摘されており，筋肉の量だけでなく質も生活習慣病の発症において重要であることが示唆される．

### ③　持久力に関連する遺伝子多型

　アンジオテンシン変換酵素（angiotensin-converting enzyme：ACE）は，生理活性のないアンジオテンシン I を，血管収縮作用を有する活性型のアンジオテンシン II に変換する酵素であり，循環調節において重要な役割を担っている．ACE 遺伝子のイントロン*に 287 塩基の特定の配列があるヒトとないヒトがいる．この配列の挿入/欠失（I/D）多型において，II 型＜ID 型＜DD 型の順に，血中 ACE 濃度や活性が高いことが知られている．この ACE 遺伝子の I/D 多型が持久的運動能力に関連することが多くの研究で明らかになっている．一般人においては，ACE 遺伝子 I/D 多型が最大酸素摂取量に影響することも知られてい

＊**イントロン**：遺伝子領域のうちたんぱく質のアミノ酸配列を指定していない部分．

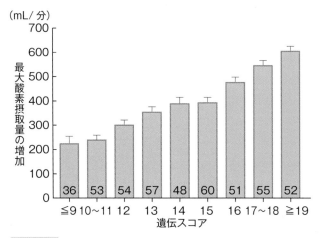

**図 11-6　トレーニングによる最大酸素摂取量の増加量の個人差と遺伝スコアの影響**

注：それぞれの遺伝子多型の遺伝型により 0 点，1 点，2 点と点数を付加し，21 個の遺伝子多型の組み合わせから合計遺伝スコアを算出している（理論上の遺伝スコアの範囲は 0〜42 点）.
[Genomic predictors of the maximal O₂ uptake response to standardized exercise training programs. *J Appl Physiol* **110**：1160-1170, 2011 より引用]

る．この多型は，高血圧症や虚血性心疾患の罹患率ならびに寿命にも影響することが知られている.

　また，ミトコンドリアの増加を促す因子である核ホルモン受容体コアクチベーター 1 型（peroxisome proliferator-activated receptor gamma coactivator 1-alpha：PGC-1α）は，最大酸素摂取量と関連することが知られている．この遺伝子（PPARGC1A）の 251 番目のアミノ酸がグリシンからセリンに変化するGly251Ser 多型があり，ミトコンドリアの増加の個人差を介して最大酸素摂取量に影響するといわれている．最大酸素摂取量は生活習慣病に対するリスクとも関係していることから，この多型，運動トレーニングの生活習慣病予防に対する効果の個人差にも影響するといわれている.

　なお，ヨーロッパ人を対象とした研究において，Gly（グリシン）を有する者ではSer（セリン）を有する者と比較して，トレーニングによるミトコンドリアの増加能力が高く，持久的な運動能力が優れていると考えられているが，アジア人を対象とした研究においては逆にSer を有する者のほうがミトコンドリアの増加能力が高く，持久的運動能力が優れているともいわれている．このように遺伝子多型の影響は民族間で異なることが示されており，ヨーロッパ人における知見をそのまま日本人に当てはめることはむずかしい.

　さらに，持久系トレーニングによる最大酸素摂取量の増加には大きな個人差が存在し（☞図 11-1 参照），このトレーニング効果に関連する 21 個の遺伝子多型の組み合わせを点数化すると，その遺伝スコアが高いほどトレーニングによる最大酸素摂取量の増加の程度が高くなる（**図 11-6**）．このように，複数の遺伝子多型の組み合わせからトレーニング効果を事前に予測することができる．トレーニング効果を事前に予測できれば，トレーニングの強度，時間，頻度や期間を調整する

ことで，個人にとってより最適な運動指導の設定に応用できると期待される．

これまでは，核ゲノム多型の影響について説明してきたが，ミトコンドリアDNA多型も最大酸素摂取量といった持久力に関連する．このミトコンドリアDNAは母系遺伝のため，母親の遺伝子のみが子に伝わる．ミトコンドリアDNAの複製などを制御する制御領域における多型が若年健常者の最大酸素摂取量や骨格筋のミトコンドリアDNA含量（＝ミトコンドリアの量）を規定しているという報告もある．したがって，この領域における多型は，ミトコンドリアの量を変化させ最大酸素摂取量に影響すると考えられる．

## Ⓓ 生活習慣病に関連する遺伝子多型とトレーニング効果に及ぼす影響

### ①　肥満関連遺伝子多型

やせでも肥満でも，BMIが正常の$22\,kg/m^2$である人々に比べて死亡率が高くなる．特にBMIが$30\,kg/m^2$以上の人々では，死亡率がもっとも低い群と比較して約2倍であることが知られている．肥満には環境要因だけでなく遺伝要因も関与しており，その遺伝率は40〜70％といわれている．

肥満にもっとも関連する遺伝子として，**FTO遺伝子**（fat mass and obesity associated gene）がある．このFTO遺伝子の多型は，機能については不明な点が多いが，肥満のリスクを30％程度増加させるともいわれている．これは，体重の1〜1.5kgの増加に相当する．ゲノム全体を対象とした大規模な解析により肥満に関連する32個の遺伝子多型が同定されたが，これら32個の遺伝子多型では，肥満の原因のわずか1.5％しか説明できないことから，FTO遺伝子が肥満に対していかに大きく影響しているかがわかる．

しかしながら，FTO遺伝子が肥満の遺伝要因をすべて説明しているわけではない．したがって，1つの遺伝子多型の影響のみならず，BMIに対する複数の遺伝子多型の影響を検討する必要がある．12個の肥満感受性遺伝子における遺伝型スコアを算出すると，このスコアが高くなるほどBMIが高かった．また，これを身体活動が多い群と少ない群に分けると，身体活動が多い群でこの遺伝スコアによる影響が減弱した．このように肥満には複数の遺伝子多型が関与しているが，身体活動はそのわるい影響を減弱できる可能性がある．

一般的に，肥満に関連するとされてきた有名な遺伝子多型は3つ存在する．それらは，$\beta_3$アドレナリン受容体（B3AR）遺伝子のTrp（トリプトファン）64Arg（アルギニン）多型，$\beta_2$アドレナリン受容体（B2AR）遺伝子のArg-16Gly多型，脱共役たんぱく質1型（UCP1）遺伝子の上流約4kb転写調節領域に存在する−3826A/G多型であり，この3つの型により安静時代謝量の約300kcalの相違をある程度推定できるという知見もあったが，最近の研究ではこれら3つの遺伝子多型が肥満に関連するか否かについては疑問視されている．

## ② 糖尿病関連遺伝子多型

アドレナリンは，肝臓に存在する$\beta_2$アドレナリン受容体（B2AR）を介してグリコーゲン分解を促進することで，運動時の血糖維持に重要な役割を果たしている．健常成人男性に3ヵ月間の持久的運動による介入を行い，B2ARにおけるGln（グルタミン）27Glu（グルタミン酸）遺伝子多型がグルコース代謝の改善に及ぼす影響を検討した先行研究がある．Gln/Gln型を有する者と比較してGln/Glu型を有する者ではトレーニングによる血中フルクトサミン値の低下が大きかった．これはGln/Glu型を保有している者では運動時におけるグリコーゲン分解の促進が小さく，血糖値上昇が緩やかになったため，フルクトサミン値が低下したと推測される．

身体活動・運動はインスリン抵抗性を改善させるが，その効果には個人差がある．PPAR$\gamma$（peroxisome proliferators-activated receptor-$\gamma$）は脂肪細胞の分化を制御する核内受容体型転写因子である．運動によるインスリン抵抗性の改善効果にPPAR$\gamma$の遺伝子多型［Pro（プロリン）12Ala（アラニン）］が及ぼす影響について検討した先行研究もある．Pro/Ala型を有する者は，Pro/Pro型を有する者と比較して，運動療法後の空腹時インスリン値とインスリン抵抗性の指標であるHOMA-R値が有意に低かった．すなわち，PPAR$\gamma$遺伝子のPro/Ala型を有する者は，Pro/Pro型を有する者と比較して，運動指導によるインスリン抵抗性の改善効果が高くなることが期待できる．

レプチンは，脂肪細胞から分泌されるホルモンであり，生体のエネルギー消費を増大させて脂肪蓄積を抑制する効果があるが，そのレプチンの多型は肥満に関連することが知られている．レプチン受容体は視床下部に存在し食欲を調節するだけでなく，骨格筋や肝臓にも発現しており糖代謝に関連する可能性がある．そのレプチン受容体にも多型があり，高インスリン血症，2型糖尿病，肥満に関連することが報告されている．

レプチン受容体遺伝子（LEPR）のLys（リジン）109Arg（アルギニン）多型およびレプチン遺伝子（LEP）のAla19Gly多型を調べ，それらの糖代謝への運動療法の効果に及ぼす影響について検討した報告がある．レプチン受容体LEPRのLys/ArgおよびArg/Arg型を有する者はLys/Lys型を有する者と比較して，身体トレーニングによりインスリン感受性や糖代謝能の改善度合いが大きかった．さらに，レプチン受容体のLys/Arg型とレプチンのAla/Ala型を組み合わせても安静時のインスリン値が身体トレーニングにより有意に低下した．

このように，レプチンとレプチン受容体の相互作用が運動療法の効果を規定している可能性が示唆されている．最近では，このような組み合わせの影響が多数報告されており，遺伝型の組み合わせによって運動療法の方法を変えることにより，効率のよい身体活動・運動のトレーニングの方法が考案されている．

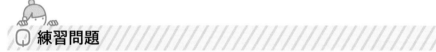

## コラム　疲労骨折・肉離れと遺伝子多型

　スポーツ傷害は，過度なトレーニングや栄養不足といった環境要因に加えて，年齢や性別ならびに両親から受け継いだ体質，すなわち遺伝といった内的要因が相互に影響して発生すると考えられている．これまで，外的要因に関する検討が多く行われ，実際の現場において一定の成果をあげているものの，スポーツ傷害の発生数は年々増加しているという現状がある．遺伝要因を加味した総合的な観点からスポーツ傷害予防法を開発できれば，より効果的なスポーツ傷害の発生抑制に貢献できるかもしれない．最近の研究で，エストロゲン受容体やアロマターゼ，コラーゲンの構成に関わる遺伝子多型が筋損傷（肉離れ）や疲労骨折に影響している可能性が示唆されている．興味深いことに，疲労骨折しやすい遺伝的体質を有すると筋損傷しにくい例もあることがわかってきた．今後，このような情報を各種スポーツ傷害の予防プログラムへ活用することが期待される．

## 練習問題

**以下の問題について，正しいものには○，誤っているものには×をつけなさい.**

1. 筋力トレーニングにおいて遅筋線維のほうが速筋線維より肥大効果が大きい.

2. トレーニングは骨格筋の異化作用を促進させる.

3. 持久系トレーニングではすべての筋線維が動員される.

4. インスリン抵抗性はすべての組織で生じている.

5. 遺伝率は，ある表現型に対して，遺伝がどの程度関わっているかを示した尺度である.

6. 筋力や持久力の遺伝率は 100％ である.

7. αアクチニン 3 はすべての骨格筋線維に発現するたんぱく質である.

8. αアクチニン 3 遺伝子の R577X 多型は，アミノ酸置換が生じることでたんぱく質の構造を変化させる.

9. ミトコンドリア DNA は母系遺伝である.

10. ミトコンドリア DNA 多型は持久力に関連する.

## 参考図書

・デイヴィット・エプスタイン(著)，福　典之(監修)：スポーツ遺伝子は勝者を決めるか？，早川書房，2014
・Donald Voet, Judith G. Voet(著)，田宮信雄，八木達彦，遠藤斗志也ほか(訳)：ヴォート生化学，東京化学同人，1995
・村岡　功(編著)：新・スポーツ生理学，市村出版，2015
・佐藤祐造(編)：運動療法と運動処方，文光堂，2008
・内海耕造，井上正康(監修)：新ミトコンドリア学，共立出版，2001

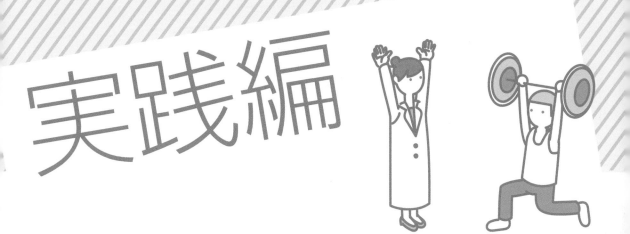

# 実践編

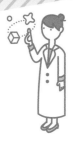

# 第12章

# 健康の維持・増進のための
# 身体活動・運動指導 I

## この章で学ぶこと

- 健康の維持・増進のために策定された身体活動基準について学ぶ
- 健康の維持・増進や疾患発症のリスク低下に身体活動・運動がいかに重要であるかを学ぶ
- 身体活動・運動の効果的・効率的な支援方法について学ぶ
- 身体活動・運動の実施に伴うリスクを知り，有疾患者に対する運動指導について学ぶ

**Key words**

身体活動，運動，健康づくりのための身体活動・運動ガイド2023，アクティブガイド，運動処方，運動療法，メタボリックシンドローム，糖尿病，高血圧，脂質異常症

## Ⓐ 日本における身体活動・運動の現状

適切な身体活動量や運動習慣をもつことは，さまざまな疾患の予防やQOLの向上に有効である．しかしながら，日本においても世界的にみても，身体活動量の不足は深刻な状況となっている．2009（平成21）年に世界保健機関（WHO）が発表した報告によると，全世界の死亡にもっとも大きく寄与している要因は高血圧であり，次いで喫煙，高血糖，身体活動不足であった．つまり，身体活動不足が全世界における死亡の要因として大きな割合を占めていることが明らかとなった．また，日本における死亡原因についても，同様な解析がなされており，運動不足が日本人の死亡に寄与する要因の第3位であることが報告されている．

2019（令和元）年の国民健康・栄養調査の結果によると，現在の20〜64歳の平均歩数は，男性で7,864歩，女性で6,685歩であり，65歳以上では男性で5,396歩，女性で4,656歩である．この10年間における歩数の変化をみてみると，男性では増減はなく，女性では有意に減少している．また1回30分の運動を週2

回以上，1 年間継続している運動習慣者については，男性で 33.4％，女性 25.1％
であり，この 10 年間において男性では増減はなく，女性では有意に減少している．
このような現状をみると，身体活動を増大させ運動習慣をもたせるために，国レ
ベルでの施策としてのアプローチや，現場におけるより効果的・効率的な支援・
指導が必要であるといえる．

##  健康づくりのための身体活動・運動ガイド 2023

　国や厚生労働省の健康づくり施策における身体活動・運動分野の取り組みとし
て，1989（昭和 64）年に「健康づくりのための運動所要量」が，1993（平成 5）
年に「健康づくりのための運動指針」が策定された．その後，10 年以上の年月
を経て，2006（平成 18）年に「健康づくりのための運動基準 2006 ～身体活動・
運動・体力～」（以下，運動基準 2006）および「健康づくりのための運動指針
2006〈エクササイズガイド〉」が策定された．そして，その後の身体活動・運動
疫学に関する新たな知見の集積を背景に，それらの改定版として 2013（平成 25）
年に「健康づくりのための身体活動基準 2013」（以下，身体活動基準 2013）が
策定された．身体活動基準 2013 では，国内外の研究をシステマティックレビュー
し，さらにメタアナリシス*を用いて，生活習慣病等および生活機能低下のリス
クを低減させるための身体活動量や運動量，体力の基準値を策定した．

　さらに，この内容を最新の科学的知見に基づいて見直し，2023（令和 5）年に
「健康づくりのための身体活動・運動ガイド 2023」（以下，ガイド 2023）が策定
された（☞ p.183，付録参照）．

　ガイド 2023 は，身体活動基準 2013 と同様に身体活動・運動支援を行う専門家
が，さまざまな疾患発症のリスク低下をもたらす身体活動量の科学的根拠を参照
できるようにまとめられていると同時に，一般の人にも理解，実践しやすいよう
に「身体活動・運動の推奨事項」として 1 日当たりの目標歩数（高齢者：6,000
歩以上，成人：8,000 歩以上）や「座りっぱなしの時間が長くなりすぎないよう
に」といった具体的な内容が表記されている．65 歳以上の高齢者，成人，こど
ものライフステージ別にまとめられ，こどもたちの運動不足解消を目的に，「参考」
ではあるがこどもの具体的な活動・運動の推奨事項が初めて掲載され，「高強度
運動」の推奨や「余暇のスクリーンタイム*を減らす」ことも表記された．成人
では強度 3 メッツ（歩行と同等）以上の身体活動を 1 日 60 分以上（23 メッツ・
時/週以上），高齢者でも 3 メッツ以上，1 日 40 分以上（15 メッツ・時/週以上）
が推奨され，運動の一部に成人，高齢者とも週に 2～3 回の筋力トレーニングが
追加されている．個人差にも言及し，強度や量を調整し，可能なものから取り組
み，今よりも少しでも多く身体を動かすように導く内容となっている．

　このガイド 2023 において使用されているメッツ（METs：metabolic equiva-
lents）とは，身体活動の強度に対する単位であり，安静時におけるエネルギー
消費量を 1 とし，その何倍のエネルギー消費量に相当するかを示した数値（活動

＊**メタアナリシス**：複数の
独立した研究結果を統合す
るための統計解析手法の 1
つ（☞ p.27 参照）．

＊**スクリーンタイム**：テレ
ビや DVD を観ることや，テ
レビゲーム，スマートフォ
ンの利用など，スクリーン
の前で過ごす時間のこと

時のエネルギー消費量÷座位安静時代謝量）である（☞第1章参照）．立位での会話や電話で話すという身体活動のメッツは1.8メッツであり，散歩等の歩行は3.5メッツ，やや速歩は4.3メッツ，ジョギングは7.0メッツとなる（☞p.184〜185，付録参照）．さらに身体活動の量を示す「**メッツ・時**」は，身体活動の強度であるメッツに，その身体活動を行った時間（時）をかけた量を示す単位である．3.5メッツの歩行を1時間実施すると3.5メッツ・時となり，7.0メッツのジョギングを30分（0.5時）実施すると3.5メッツ・時となる．また，これらメッツ・時は，kcalの単位に換算することが可能である．身体活動量のメッツ・時に実施した人の体重（kg）をかけると，その人がその時間に消費したおおよそのエネルギー消費量（kcal）となる．これは，安静時における酸素摂取量が3.5mL/kg/分であり，酸素1Lの摂取はエネルギー消費量として5kcalに相当することを前提として計算されている．これらkcalへの換算は，食事における支援を一緒に考える場合に有用である．

 **C** **健康づくりのための身体活動・運動の疫学**

　**身体活動**は「エネルギー消費を伴う，骨格筋により生み出されるすべての動き」であり，**運動**は「身体活動の1つであり，体力の維持・増進のために行う，計画的，構造的，継続的な活動」として定義されている．これら身体活動や運動が，死亡や疾患発症のリスク低下に寄与していることを最初に報告した研究は，1950年代のロンドンバスの運転手と車掌の虚血性心疾患の死亡率に関する研究である．その後，米国で地域住民を対象とした大規模な「The Framingham Study」やハー

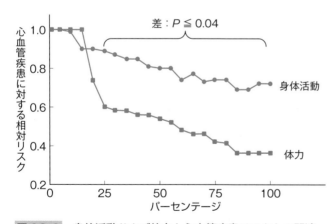

**図12-1** **身体活動および体力と心血管疾患リスクとの関連**

パーセンテージは，集団における身体活動量や体力の多寡を示しており，高いパーセンテージほど身体活動量が多い集団，あるいは体力が高い集団であることを示す．25パーセンテージ以上では，身体活動の相対リスクと体力の相対リスクとの間に有意な差（$P \leq 0.04$）が認められた（筆者加筆）．

[Williams PT：Physical fitness and activity as separate heart disease risk factors: a meta-analysis. *Med Sci Sports Exer* **33**(5)：754-761, 2001 より引用]

第12章

バード大学の卒業生を対象とした「The Harvard Alumni Health Study」といった研究が開始され，身体活動や運動が死亡や循環器疾患発症に対して予防的効果をもつことが明らかにされてきた．さらに，身体活動や体力と心血管疾患との関連を検討している複数の研究結果について行われたメタアナリシスでは，身体活動量が多いほど，あるいは体力が高いほど心血管疾患のリスクは低下することが認められている（図12-1）．

日本においても，国立がん研究センターを中心とした多目的コホート研究*（JPHC：Japan Public Health Center-based Prospective Study）やJACC study（Japan Collaborative Cohort Study）などの大規模なコホート研究が行われている．このような研究により，日本人においても身体活動や運動が，死亡やがん発症のリスクを低下させることが明らかとなっている．

日常生活における身体活動は，「職業上の身体活動」「生活活動」「移動」「余暇身体活動」「運動・スポーツ」といった身体活動の場面であるドメインに分類することができる．身体活動をこのようなドメインに分け，各ドメインの総死亡率に対するリスク低下について行われたメタアナリシスでは，総身体活動に関して，もっとも少ない群と比較して，もっとも多い群では，0.65［95％信頼区間（95％CI）：0.60〜0.71］の有意なリスク低下が認められており，運動・スポーツにおいても0.66（95％CI：0.61〜0.71），生活活動においても0.64（95％CI：0.55〜0.75）のリスク低下が認められている．つまり，いずれの身体活動のドメインにおいても，身体活動量がもっとも多い群では死亡に対する相対リスクが低くなっていることがわかる（図12-2）．

＊**コホート研究**：調査開始時点において，ある要因により集団を分類し，その後の追跡期間中，それぞれの集団において，疾患などの発生を比較する研究デザイン．

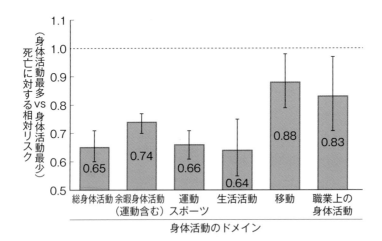

**図12-2　身体活動と死亡のリスクとの関連**

各身体活動の棒グラフにおけるバーは，信頼区間（＝誤差）を示し，点線の1.0をまたいでない場合，統計学的に有意な関連とみなす．

[Samitz G, Egger M, Zwahlen M：Domains of physical activity and all-cause mortality: systematic review and dose-response meta-analysis of cohort studies. *Int J Epidemol* **40**：1382-1400, 2011 を参考に筆者作成]

また，大腸がんに関しても，職業での身体活動，余暇時間における身体活動，移動に伴う身体活動は，発症のリスクを有意に低下させ，反対に座位時間の増加はリスクを増加させることが報告されている．つまり，死亡や疾患発症のリスクを低下させるためには，これまでの運動指導の概念にとらわれることなく，日常生活のさまざまな場面における身体活動量を増大させる，あるいは座位時間を短くする支援などが必要であるといえる．

## D 身体活動・運動指導の実際

身体活動や運動を行うことでさまざまな疾患発症のリスク低下が期待できるが，必ずしもすべての人において身体活動の増大や運動実施が可能なわけではない．1日24時間という限定された中において，日常生活の中で運動を実施する時間を追加することはむずかしいかもしれない．1日の身体活動における各ドメインの身体活動時間や身体活動量を報告した研究によると，男性においては**仕事**における身体活動時間がもっとも長く，女性においては**家事活動**における身体活動時間がもっとも長いことが報告されている．余暇身体活動においては，男女とも身体活動時間の約10％を占めているのみであった．つまり，1日24時間の中において，余暇時間として運動に割ける時間は少ないといえる．また仕事における身体活動量が多い人は，余暇時間において身体活動が少なくなることも示されている．

さらに2019（令和元）年の国民健康・栄養調査における年代別の運動習慣者の割合の状況をみても，65歳以上では37.6％と運動習慣者が多いものの，就労世代において男女とも運動習慣者の割合は20％前後と低く，その世代の運動実施の困難さがうかがえる．したがって，このような状況の中，身体活動・運動指導をするためには，身体活動増大や運動実施のためのより効率的な時間の使い方を提案することも重要である．

これまで，運動効果を得るためには持続的な運動が必要であるといわれてきたが，断片的な身体活動の蓄積でも持続的な身体活動と同等の効果をもつことが報告されている．また，断片的な身体活動と持続的な身体活動に関して，どちらが継続率がよいかについては，まだまだ議論があるところであるが，肥満女性を対象にした研究では，持続的な運動を一度に行う群よりも，断片的に運動を実施した群のほうが運動の実施日が多く，週あたりの運動実施時間も長い傾向があることが報告されている．一方で，日常生活において6分間の断片的な低～中強度の身体活動を1日5回に分けて行う群と30分間の持続的な運動を1回に行う群での達成率は2群で同程度であるとする報告もある．また，彼らの報告では，体力の改善は同程度であった．

つまり，ある集団においては運動の実施が困難な場合が考えられ，また断片的な身体活動のほうが継続率が高まる可能性が高く，日常生活活動における断片的な身体活動でも効果が得られることから，運動実施が困難な者においては，まず

第12章

日常生活において短時間の身体活動を行うことが推奨され得る．さらに，身体活動や運動の開始および継続を促す心理学的な手法も数多く提唱されており，身体活動や運動の支援・指導を行ううえでは，さまざまな側面からアプローチしていくことが効果的であろう．

> ### ⬡ コラム　ナッジ理論で身体活動量アップ
>
> 　厚生労働省が毎年行っている調査結果にも表れているように，私たちの日常身体活動量は，ここ数年増大していない．また，フィットネスクラブに新規入会した人の，約4人に1人は1年後には退会している，といったデータもある．つまり，運動や身体活動の重要性は広く認識されているものの，それを行動に起こすこと，継続することの困難さがうかがえる．このような状況を改善する取り組みの一つに，ナッジ理論を用いた健康行動促進がある．ナッジ（nudge）とは，“そっと後押しする”という意味の英語であり，ナッジ理論とは，より良い行動を自然に選択するよう誘導しようという理論である．2017年にセイラー教授がこのナッジ理論でノーベル経済学賞を受賞したことでさまざまな分野で応用されるようになったものである．
>
> 　厚生労働省においても，このナッジ理論を応用し，がん検診の受診率を向上させようとしている．身体活動の分野においても，ナッジ理論を用いた研究が行われている．ナッジ理論を用いた身体活動促進のための介入研究のレビュー論文をみると，身体活動促進を目的とした11個の研究および座位時間減少を目的とした3個の研究のすべてで効果が認められている．ナッジ理論を用いた具体的な身体活動促進の方法としては，階段利用を促すために階段へ向かう足跡をペイントするといった方法などが挙げられる．

## Ⓔ メディカルチェックとリスクの層別化

　身体活動を増やしたり，運動を開始したりする場合，個々の身体状況・健康状態を適切に把握し，安全かつ効果的に実施することが重要である．そのためには，身体活動・運動の実施には**突然死や心血管疾患のイベント**，**傷害のリスク**があることを認識し，それらを事前に予防するための方策をとっておくことが必要である．心血管疾患の既往歴のない男性21,481人を12年間追跡し，突然死の発生について調査すると，突然死を起こしたケースは122件であったことが報告されている．その内，6メッツ以上の運動による突然死の発生頻度は，安静時や軽い運動時と比較して16.9倍であった．一方で，高強度運動を継続的に行っている人では，6メッツ以上の運動による突然死のリスクは，継続的に行っていない人と比べて低くなることも報告されている．つまり，高強度運動を突然行うと，突然死のリスクが上昇する．

　このような突然死や心血管疾患のイベントのリスクを最小限にするために，**メディカルチェック**によりリスクが高い個人を見極め，リスクの層別化を行うこ

とが重要である．その後，必要に応じ，運動負荷試験を行い，個人に適した身体活動・運動の支援・指導のためのプログラムを提供することとなる．

身体活動・運動実施前のメディカルチェックの目的は，
① 運動が禁忌である人を判断すること
② 医学的監視をつけた運動プログラムに参加すべき人を判断すること
③ 運動プログラムを開始する前，またプログラムを変更する前に医学的検査や体力測定を受けたほうがよい人を判断すること
である．メディカルチェックの主な内容は，**問診**（既往歴，徴候や症状，喫煙状況，身体活動や運動の実施状況など），**診察**，**身体計測**（身長，体重，ウエスト周囲長，血圧，安静時心電図など），**血液検査**（血糖値，HbA1c，血中脂質など），**尿検査**（たんぱく定性，糖定性，ケトン体など）等から構成される．メディカルチェックを行った後に，それらの状況や運動習慣の有無を基に，リスクの層別化を行う．米国スポーツ医学会が提示している心血管疾患のリスク評価のためのリスク因子を**表 12-1**に示す．低リスクであると判断された者は，急性の心血管疾患のイベントのリスクは低く，医学的検査は特に必要ない．また中等度リスクと判断された者は，低～中強度の身体活動・運動の実施については，医学的検査は必ずしも必要としないが，高強度運動を実施する際には，事前に医学的検査や体

**表 12-1　心血管疾患のリスク層別化のためのリスク因子の閾値**

| リスク因子 | 診断基準 |
|---|---|
| 年齢 | 男性≧45 歳，女性≧55 歳 |
| 家族歴 | 父親または第一度近親者の男性親族において，55 歳以前に心筋梗塞，冠血行再建術，突然死の既往がある者．また，母親または第一度近親者の女性親族において，65 歳以前に同様の既往がある者 |
| 喫煙 | 現在喫煙中，禁煙後 6 ヵ月以内，受動喫煙に曝されている者 |
| 身体不活動 | 少なくとも 500～1,000 メッツ・分の中等度から高強度の身体活動，または 75～150 分/週の中等度から高強度の身体活動を行っていない者 |
| BMI/ウエスト周囲長 | BMI≧30 kg/m$^2$，またはウエスト周囲長が男性で>102 cm，女性>88 cm の者 |
| 血圧 | 収縮期血圧≧130 mmHg または拡張期血圧≧80 mmHg の者（ただし日を改めて 2 回測定した値），または，降圧剤服用中の者 |
| 血中脂質 | LDL コレステロール≧130 mg/dL，または HDL コレステロールが男性で<40 mg/dL，女性で<50 mg/dL，non-HDL コレステロールが<130 mg/dL，または脂質異常症治療薬服用中の者．総コレステロールのみの場合は≧200 mg/dL の者 |
| 血糖 | 空腹時血糖が≧100 mg/dL，または糖負荷試験 2 時間値が 140 mg/dL 以上の者．または HbA1c が≧5.7%の者 |
| **予後良好因子** | **診断基準** |
| HDL コレステロール | ≧60mg/dL |

[American College of Sports Medicine：ACSM's Guidelines for Exercise Testing and Prescription, 11th ed., Wolters Kluwer Health/Lippincott Williams Wilkins, 2022 より許諾を得て転載]

力測定を受けることが推奨されている．高リスクと判断された者は，強度によらず，身体活動量を増大する前や運動を開始する前に医学的検査を受けることがすすめられる．

しかしながら，施設の環境や人的資源の状況によっては，すべての者に対して詳細なメディカルチェックを実施することができない場面も想定される．カナダ運動生理学会が提案している Physical Activity Readiness Questionnaire（PAR-Q）（図 12-3）は，詳細なメディカルチェックが必要とされる者を抽出するのに有効である．また，運動開始前のセルフチェックリストも，自己管理を行ううえで有用である．さらに，身体活動・運動の開始前に適切なメディカルチェックを行ったとしても，必ずしも運動の実施に伴うリスクを完全に排除できるとは限らない．また，新たな疾患の発症に伴うリスクの出現も考えられる．定期的なメディカルチェックや，かかりつけ医への相談，身体活動・運動実施直前の健康状態のチェックを行い，リスクを最小限にするための方策をとることが重要である．

---

定期的な身体活動の健康上の利点は明らかです．もっと多くの方が毎日身体活動を行うべきです．身体活動への参加はほとんどの方でとても安全です．この質問票は新たに身体活動を始める前に，かかりつけ医や運動専門家にアドバイスをもらう必要があるか，見極めるためのものです．

1) 心臓病，高血圧を医師から指摘されたことはありますか？　□心臓病　□高血圧
2) 安静時，日常生活時，運動中に，胸の痛みを感じることがありますか？
3) めまいのためにバランスを崩すことがありますか？または，この 12 ヵ月に意識を失ったことがありますか？
　（めまいは，高強度の運動時などの over-breathing に関連するものは除きます）
4) 心臓病，高血圧のほかに慢性疾患がありますか？病名（　　　　　　　）
5) 慢性疾患で何か薬を飲んでいますか？病名（　　　　）薬（　　　　）
6) 現在（またはこの 12 ヵ月に）運動を増やした際に悪くなる心配のある骨・関節・軟部組織（筋肉，靱帯，腱）の問題がありますか？（以前にあったけれど，現在の状況に影響しないものは含めません．）
7) 医学的監視下でないと運動してはいけないと医師にいわれたことがありますか？

| 全問 NO であれば直ちに運動を始められます． | 運動を見合わせる状況（急性の状況） | 1 つでも YES があれば追加の質問に答えてください．<疾病状態についての追加の質問> |
|---|---|---|
| ・最初はゆっくり徐々に始めましょう．<br>・年齢にあった目安に従いましょう．<br>・健康・体力チェックもおすすめです．<br>・45 歳以上で強度の高い運動や最大強度の運動をしていないようなら，このような運動を行う前には運動の専門家に相談しましょう．<br>・ほかに質問があれば，運動専門家に相談しましょう． | ・風邪や発熱など一時的な病気⇒具合がよくなるまで待ちましょう．<br>・妊娠中．かかりつけ医や運動専門家に相談するか，ePARmed-X をまずやってみましょう．<br>・健康状態が変わったとき．何か気がかりがある際には運動を続ける前に，この先の質問を確認，かかりつけ医や運動専門家に相談しましょう． | ・関節炎，骨粗鬆症，腰痛<br>・がん<br>・心疾患，心血管疾患<br>・高血圧<br>・代謝性疾患（1 型糖尿病，2 型糖尿病，IGT を含む）<br>・メンタル疾患<br>・呼吸器疾患<br>・脊髄損傷<br>・脳卒中<br>・その他<br>（それぞれについて，詳細な質問） |

**図 12-3** Physical Activity Readiness Questionnaire for Everyone（PAR-Q＋）の翻訳例（2021 年版）

[厚生労働省　循環器疾患・糖尿病等生活習慣病対策総合研究事業：澤田　亨，最新研究のレビューに基づく「健康づくりのための身体活動基準 2013」及び「身体活動指針（アクティブガイド）」改定案と新たな基準及び指針案の作成，令和 2 年度　総括・分担研究報告書より引用．詳細な質問部分は出典を参照のこと]

**F** 有疾患者に対する身体活動・運動指導

　有疾患者に対する身体活動・運動指導については，各学会の診療ガイドラインにその根拠や基準値が示されている．本節では，各ガイドラインを基に身体活動・運動指導のための運動プログラムについて述べる．

## ① メタボリックシンドローム

　日本における**メタボリックシンドローム**（metabolic syndrome）の診断基準は，2005（平成17）年に日本内科学会など内科系8学会により発表された．内臓脂肪の過剰蓄積に加え，脂質代謝異常，血圧高値，高血糖のうち，2つ以上を併せもつ場合にメタボリックシンドロームと判定される（☞ p.189，付録参照）．2019（令和元）年の国民健康・栄養調査によると，20歳以上においてメタボリックシンドロームが強く疑われる人の割合は，男性では28.2%，女性では10.3%であることが報告されている．

　メタボリックシンドロームでは，その概念の中心に内臓脂肪の蓄積があり，この過剰に蓄積した脂肪組織からアディポサイトカインとよばれるさまざまなホルモンや生理活性物質が分泌されることで，インスリン抵抗性，糖尿病，心血管疾患が引き起こされる．このメタボリックシンドロームに対して，身体活動や運動が有効であることは多くの研究により明らかである．運動介入を行った複数の研究において，週あたりの運動量と内臓脂肪の減少との間に量反応関係が認められており（**図12-4**），運動基準2006においては，これらの結果を基に，内臓脂肪

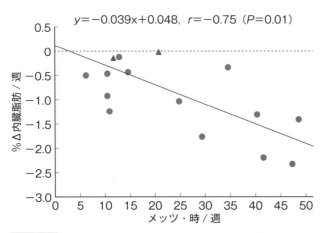

**図12-4　介入による運動量と内臓脂肪の減少量との関係**
複数の介入研究を基に，代謝関連性疾患を有さない人において，介入時の運動時間と内臓脂肪減少量との関係を示している．運動時間と内臓脂肪の減小との間には，負の相関関係が認められる．

[Ohkawara K, Tanaka S, Miyachi M, et al.：A dose-response relation between aerobic exercise and visceral fat reduction：systematic review of clinical trials. *Int J Obes* **31**：1786-1797, 2007 より引用]

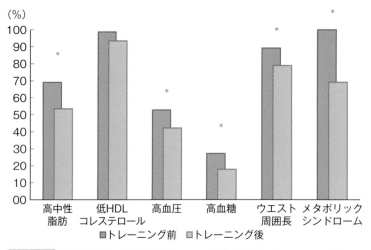

**図 12-5　20週間の有酸素トレーニングによる各リスクファクターの変化**

621名を対象に20週間の有酸素トレーニングを実施した研究において，トレーニング前にメタボリックシンドロームと診断された105名のトレーニング前後での各危険因子の保有割合を示している．

[Katzmarzyk PT, Leon AS, Wilmore JH, et al.：Targeting the metabolic syndrome with exercise：evidence from the HERITAGE Family Study *Med Sci Sports Exerc* **35**(10)：1703-1709, 2003 より引用]

を減少させるために，現在の身体活動に10メッツ・時/週の運動量をプラスすることを提唱している．また米国のHERITAGE Family Studyの参加者621名に対して20週間の有酸素性トレーニングを行わせた研究によると，トレーニングによりメタボリックシンドロームが改善された人において各リスクファクターの改善の内訳をみると，中性脂肪が改善した人の割合が43％であり，次いで，血圧（38％），ウエスト周囲長（28％），HDLコレステロール（16％），血糖値（9％）であった（図12-5）．このように，メタボリックシンドロームの人においては，運動実施により内臓脂肪が減少し，各リスクファクターが改善することが期待できる．

## ②　肥　満

わが国における肥満の定義は，「脂肪組織に脂肪が過剰に蓄積した状態で，BMIが25以上のもの」としている（☞ p.190, 付録参照）．また肥満症とは，「肥満に起因ないし関連する健康障害を合併するか，その合併が予測される場合で，医学的に減量を必要とする病態」とされ，疾患として取り扱われる．

肥満をもたらす要因としては，エネルギー摂取量の過多，早食い，過度の飲酒，身体活動不足，さらには社会的・環境的要因が挙げられる．一方で，肥満の改善はエネルギーバランスを負に保つこと，つまり，食事制限や身体活動・運動量の増大によりもたらされる．日本肥満学会が示す肥満症の治療指針では，肥満症に対しては現体重の3％以上の減量を，高度肥満症（BMIが35以上であり，健康障害がある者）に対しては5〜10％の減量を目標に設定し，食事療法と運動療法

を導入し，行動療法とともに進めることとしている．

　一方で，複数のランダム化比較試験におけるトリグリセリドの減少率（対照群との差）は，体重減少率（対照群との差）とよく関連し，食事療法，運動療法の単独または併用による差はないことも報告されている．体重の変化とともに危険因子についても随時経過を観察することで，変化の程度を可視化でき，その効果を実感できることにより対象者の減量に対する動機づけにもつながると考えられる．

　日本肥満学会が提示する運動療法のプログラムを付録（☞ p.190）に示す．運動を1回実施した際の効果（急性効果）の持続は，血圧で22時間，耐糖能・インスリン感受性で24〜72時間とされる．これらを考慮すると週5日以上，定期的に運動を行うのが望ましいが，身体活動量が十分なら，運動の頻度が5日未満でもメタボリックシンドロームの有病率に差がないとする報告もある．したがって，急性効果を期待しなくてよい場合や平日に時間が取れない者は，休日などにまとめて運動してもよい．運動強度に関しては，より強度が高いほど，ウエスト周囲長や内臓脂肪の減少に効果的とする報告が多くあることから，身体が運動に十分適応できたと考えられる場合は，徐々に中〜高強度以上の運動を実施することを考慮する．一方，高度肥満症患者は，整形外科的な問題から運動実践が困難なケースが多く，まずは食事療法のみで減量支援を行ったほうがよい場合がある．また，当初は運動の頻度，強度，時間の設定を低いレベルから開始することが必要である．個人の状態や運動の嗜好を勘案し，個人に適したプログラムを柔軟に提供することが望ましい．

### ③ 高血圧

　高血圧は心血管疾患の危険因子である．国内の複数の研究を用いたメタアナリシスの結果から，40〜64歳の中年者，65〜74歳の前期高齢者において，血圧が高くなるほど心血管疾患のリスクは高まり，血圧上昇とリスクとの関係は中年者で強くなることが明らかとなっている．したがって，中年期から血圧の適正化を図ることが重要であるといえる．日本における高血圧の基準値は，収縮期血圧が140 mmHg以上かつ/または拡張期血圧が90 mmHg以上とされている（☞ p.191,付録参照）．血圧は食習慣や運動習慣，喫煙といった生活習慣の影響を受けており，それらの改善だけでも軽度の降圧が期待されるばかりでなく，降圧薬の作用を増強したり，減量にもつながる．『高血圧治療ガイドライン2019』における生活習慣の修正項目（☞ p.191）と，運動療法の指針（☞ p.186）を付録に示した．また，それぞれの生活習慣修正による血圧低下度の程度を図12-6に示す．

　高血圧患者に対する運動プログラムとして，米国スポーツ医学会では，有酸素運動をほとんど毎日，中等度強度の有酸素運動を持続的あるいは断片的に1日30〜60分行うことを推奨している．また，あわせてレジスタンス運動を週2〜3日行うことを推奨している．一方で，重症あるいはコントロール不良の高血圧症患者は，まず主治医の評価を受け，降圧薬を処方された後にのみ運動プログラム

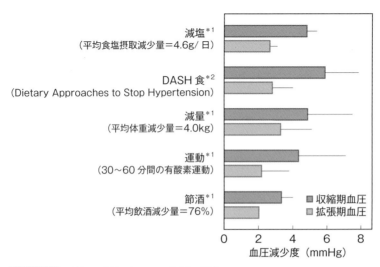

減塩*1
（平均食塩摂取減少量＝4.6g/日）

DASH食*2
(Dietary Approaches to Stop Hypertension)

減量*1
（平均体重減少量＝4.0kg）

運動*1
（30〜60分間の有酸素運動）

節酒*1
（平均飲酒減少量＝76%）

■ 収縮期血圧
■ 拡張期血圧

血圧減少度（mmHg）

**図 12-6　生活習慣修正による降圧の程度**

*1 メタアナリシス
*2 無作為化試験

複数の研究からメタアナリシスをした結果や無作為化試験からの結果を基に，それぞれの生活習慣改善に伴う血圧低下度を示している．無作為化試験とは，集団を無作為に介入群と対照群に分け，一定期間の介入の効果を検証する研究のことである．

[日本高血圧学会高血圧治療ガイドライン作成委員会（編）：高血圧治療ガイドライン2019, p.64, ライフサイエンス出版, 2019 より許諾を得て転載]

を開始することとしている．また，安静時の収縮期血圧が 200 mmHg を超えている，もしくは拡張期血圧が 110 mmHg 以上である場合は，運動は禁忌としている．

## ④ 脂質異常症

　血中におけるコレステロールや中性脂肪の過剰な蓄積は，動脈硬化度を進行させ，心血管疾患の発症リスクを増大させる．日本における**脂質異常症**の診断基準は，2007（平成19）年4月に日本動脈硬化学会により設定され，その際，それまで使われていた「高脂血症」を「脂質異常症」という名称に変更し，診断基準を改定した．脂質異常症は，空腹時の LDL コレステロール，HDL コレステロール，中性脂肪（＝トリグリセライド）の値によって診断される．それぞれの基準値を付録（☞ p.192）に示した．

　日本動脈硬化学会のガイドラインでは，血中脂質において，運動の効果がもっとも多く報告されているのは HDL コレステロールであり，HDL コレステロールの上昇は運動時間と正の相関を示し，週120分を超える運動で HDL コレステロールが有意に増加したと報告している．日本動脈硬化学会が推奨する運動プログラムを付録（☞ p.186）に示す．一方で，細切れの歩行でも，30分間の連続歩行と同様に，食後中性脂肪の上昇を抑えることが報告されている．さらに，運動強度，時間，頻度と血中コレステロールとの関係についてのメタアナリシスでは，運動強度や運動頻度には依存せず，総身体活動量に依存して脂質異常症の改善が認められるとしている．つまり，運動の実践にあたっては，細切れでもよいので，

日々継続して身体活動量を増大させたり運動を実施したりすることで，定着化させることが重要である（☞ p.186，付録参照）．

## ⑤ 糖 尿 病

　糖尿病は，インスリン分泌不全やインスリン抵抗性によるインスリンの作用不足により高血糖を生じる疾患である．慢性的な高血糖状態や食後高血糖の存在は，神経障害，網膜症，腎症に代表される細小血管障害に加え，心筋梗塞や脳梗塞に代表される動脈硬化性疾患の発症を促進する．

　日本糖尿病学会のガイドラインでは，有酸素運動は，中強度で週に 150 分かそれ以上，運動をしない日が 2 日間以上続かないように行い，レジスタンス運動は，連続しない日程で週に 2〜3 回行うことが勧められており，禁忌でなければ両方の運動を行うことを推奨している．また，日常の座位時間が長くならないようにして，軽い活動を合間に行うことを推奨している．一方で，糖尿病患者において運動が禁忌となる場合がある（☞ p.192，付録参照）．重度の高血糖，空腹時血糖値が 250 mg/dL 以上の場合，ケトン尿症がみられる場合には運動プログラムへの参加は禁忌とされているので注意が必要である．

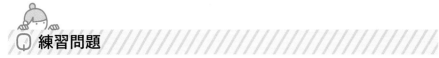

## 練習問題

以下の問題について，正しいものには○，誤っているものには×をつけなさい．

---

1. 健康づくりのための身体活動・運動ガイド 2023 で示されている成人の身体活動の基準値は，「強度を問わず週 23 メッツ・時」である．

2. アクティブガイドのメインメッセージは「＋10（プラス・テン）」であり，これは身体活動基準における全世代に向けた身体活動の基準値「今よりも 10 分長く歩く」を基に作成された．

3. メッツは身体活動の強度に対する単位であり，安静時におけるエネルギー消費量を 1 とし，その何倍のエネルギー消費量に相当するかを示した数値である．

4. メディカルチェックにより中等度のリスクと判断された者は，高強度の運動を行う場合でも医学的検査は必要としない．

5. メタボリックシンドロームの診断基準は，ウエスト周囲長に加え，内臓脂肪面積，血圧，血糖により判断される．

6. 肥満症の定義は「脂肪組織に脂肪が過剰に蓄積した状態で，BMI が 25 以上のもの」である．

7. 高血圧治療ガイドラインにおいては，安静時の収縮期血圧が 200 mmHg を超えている，もしくは拡張期血圧が 110 mmHg を超えている場合は，運動を行ってはいけないとしている．

8. 血中脂質（LDL コレステロール，HDL コレステロール，中性脂肪）のうち，運動の効果があることがもっとも多く報告されているのは LDL コレステロールである．

9. 身体活動や運動の血糖値低下への効果には，運動後 24〜72 時間まで続く急性効果がある．

10. 糖尿病患者において空腹時血糖値が 300 mg/dL 以上の場合，運動が禁忌となる．

---

## 参考図書

・運動基準・運動指針の改定に関する検討会：健康づくりのための身体活動・運動ガイド 2023，厚生労働省，2024
・日本体力医学会体力科学編集委員会（監訳）：運動処方の指針―運動負荷試験と運動プログラム，原書第 8 版，南江堂，2011
・日本肥満学会（編）：肥満症診療ガイドライン 2022，ライフサイエンス出版，2022
・日本高血圧学会高血圧治療ガイドライン作成委員会（編）：高血圧治療ガイドライン 2019，ライフサイエンス出版，2019
・日本動脈硬化学会：動脈硬化性疾患予防ガイドライン 2022 年版，日本動脈硬化学会，2022
・佐藤祐造（編）：運動療法と運動処方―身体活動・運動支援を効果的に進めるための知識と技術，第 2 版，文光堂，2008
・田中喜代次，田畑　泉（編）：エクササイズ科学―健康体力つくりと疾病・介護予防のための基礎と実践，文光堂，2012

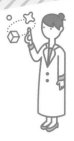

## 第13章

# 健康の維持・増進のための
# 身体活動・運動指導Ⅱ

○━ Key words

健康寿命，介護予防，フレイル，ロコモティブシンドローム，サルコペニア，骨粗鬆症，認知症

## Ⓐ 日本における超高齢社会の現状と健康問題

　2022（令和4）年版高齢社会白書によると，総人口に占める65歳以上人口の割合は28.9％であり，75歳以上人口（後期高齢者）は14.9％である．また，平均寿命は，男性81.56年，女性87.71年であり，2065年には，男性84.95年，女性91.35年となり，女性の平均寿命は90年を超えると予想されている．このように，現在わが国は超高齢社会を迎えている．このような中，要介護者の増加が問題となっており，いかに健康寿命を延ばし，不健康な期間を短くするかが課題となっている．

　健康寿命とは，「ある健康状態で生活することが期待される平均期間またはその指標の総称」とされている．また，寿命から健康寿命を差し引いた期間が不健康な期間となる．厚生労働省が試算している健康寿命においては，「日常生活に制限のない期間の平均」「自分が健康であると自覚している期間の平均」「日常生活動作が自立している期間の平均」が指標となっている（表13-1）．このうち，「日常生活に制限のない期間の平均」の延伸が，健康日本21（第三次）における目

表 13-1　健康寿命の算出に使用される質問内容

| 「日常生活に制限のない期間の平均」の質問 |
|---|
| 問 1　あなたは現在，健康上の問題で日常生活に何か影響がありますか． |
| 　　　　　(1)　ある　　　　　　(2)　ない |
| 問 2　それはどのようなことに影響がありますか． |
| 　　　　　(1)　日常生活動作（起床，衣服着脱，食事，入浴など） |
| 　　　　　(2)　外出（時間や作業量などが制限される） |
| 　　　　　(3)　仕事，家事，学業（時間や作業量が制限される） |
| 　　　　　(4)　運動（スポーツを含む） |
| 　　　　　(5)　その他 |
| ＊問 1 に対する「ない」の回答を健康な状態，「ある」の回答を不健康な状態とする． 問 2 は活動ごとの制限の有無を回答する（指標の計算に用いない）． |
| 「自分が健康であると自覚している期間の平均」の質問 |
| 問　あなたの現在の健康状態はいかがですか．あてはまる番号 1 つに〇をつけてください． |
| 　　　　　(1)　よい　　　　　　(2)　まあよい |
| 　　　　　(3)　ふつう　　　　　(4)　あまりよくない |
| 　　　　　(5)　よくない |
| ＊「(1)よい」「(2)まあよい」と「(3)ふつう」の回答を健康な状態とし，「(4)あまりよくない」と「(5)よくない」の回答を不健康な状態とする． |
| 「日常生活動作が自立している期間の平均」の算定 |
| ＊健康な状態を，日常生活動作が自立していることと規定する．介護保険の要介護度の要介護 2〜5 を不健康（要介護）な状態とし，それ以外を健康（自立）な状態とする． |

標に掲げられている．3 つの指標のうち前者 2 つは，自己申告によるものであり，3 つ目の項目は介護保険の要介護度で客観的に判断される．

　現状，算出されている健康寿命は，男性においては，2010（平成 22）年で 70.42 年，2019（令和元）年で 72.68 年であり，女性においては，2010（平成 22）年で 73.62 年，2019（令和元）年で 75.38 歳とされており，増加が認められる．これらの期間における健康寿命の延びは，平均寿命の延びを上回っている．

　健康寿命と平均寿命の間の不健康な期間には要介護状態となる期間も含まれるが，2019（令和元）年の厚生労働省の発表によると，介護が必要となった原因は，認知症（17.6％），脳血管疾患（16.1％），高齢による衰弱（12.8％），骨折・転倒（12.5％），関節疾患（10.8％），心疾患（4.5％）である（図 13-1）．このような現状を踏まえ介護保険制度や介護予防・日常生活支援総合事業が推進されている．**介護予防**とは，「要介護状態の発生をできる限り防ぐ（遅らせる）こと，そして要介護状態にあってもその悪化をできる限り防ぐこと，さらには軽減を目指すこと」と定義されている．

　要介護状態の発生をできる限り防ぐため，基本チェックリスト（表 13-2）を利用し，要支援や要介護状態となる可能性が高い高齢者を見つけだし，早期に対応していく取り組みが行われている．このチェックリストは，25 項目［社会生活を営むうえで基本となる行為（手段的日常生活活動）に関する 5 項目，運動機能の 5 項目，栄養の 2 項目，口腔機能の 3 項目，閉じこもりに関する 2 項目，認

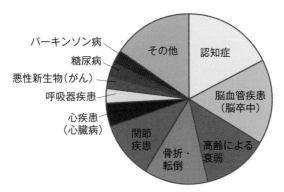

**図 13-1　介護が必要となった主な原因の構成割合**

要支援者および要介護者において，介護が必要となった原因の割合を示す．

[厚生労働省：令和元年国民生活基礎調査を参考に筆者作成]

知機能の3項目，うつの5項目〕からなり，大規模調査によって有用性が確認されている（**図 13-2**）．また，介護予防分野での運動・身体活動に関する取り組みにおいては，運動器の機能向上プログラムが整理され，介護予防のサービスやプログラムの中で展開されている．

　また，要介護までは進行していないまでも，加齢に伴う健康問題について概観してみると，2019（令和元）年の国民生活基礎調査では，65歳以上の男性において，もっとも通院率が高い傷病は高血圧症（300.8名/人口千名）であり，次いで糖尿病（143.9名/人口千名），眼の病気（118.6名/人口千名）であった．一方，女性においては，高血圧症（292.2名/人口千名），眼の病気（145.3名/人口千名），脂質異常症（134.5名/人口千名）であった．このように，いわゆる生活習慣病が上位に挙がっている．これらについては，高齢者に限らず，中年期から予防対策が必要な健康課題といえる．

　一方，自覚症状（有訴）については，65歳以上の男性においては，腰痛，頻尿，聞こえにくい，手足の関節の痛みなどが上位に挙がっており，女性においても腰痛がもっとも多く，手足の関節の痛み，肩こりが続いている．高齢者においては，生理学的変化として，筋力や筋量の低下，神経の脱落・変性，骨密度の低下が起こることから，運動器に関連する健康障害が問題となる．介護が必要になった原因として骨折・転倒や関節疾患が上位に挙がっていることからも，これらの対策が重要であることがわかる．

　日本老年医学会は，「高齢期に生理的予備能力が低下することでストレスに対する脆弱性が亢進し，生活機能障害，要介護状態，死亡などの転帰に陥りやすい状態で，筋力の低下により動作の俊敏性が失われて転倒しやすくなるような身体的問題のみならず，認知機能障害やうつなどの精神・心理的問題，独居や経済的困窮などの社会的問題を含む概念」として**フレイル**を提唱している．フレイルの判定法として，国や研究によっていくつかの方法が提唱されているが，**①体重減少，②筋力低下，③疲労感，④歩行速度の低下，⑤身体活動の低下**，の5つのう

**表 13-2　基本チェックリスト**

| No. | 質問項目 | 回答<br>（いずれかに〇を<br>お付けください） | |
|---|---|---|---|
| 1 | バスや電車で 1 人で外出していますか | 0. はい | 1. いいえ |
| 2 | 日用品の買物をしていますか | 0. はい | 1. いいえ |
| 3 | 預貯金の出し入れをしていますか | 0. はい | 1. いいえ |
| 4 | 友人の家を訪ねていますか | 0. はい | 1. いいえ |
| 5 | 家族や友人の相談にのっていますか | 0. はい | 1. いいえ |
| 6 | 階段を手すりや壁をつたわらずに昇っていますか | 0. はい | 1. いいえ |
| 7 | 椅子に座った状態から何もつかまらずに立ち上がっていますか | 0. はい | 1. いいえ |
| 8 | 15 分位続けて歩いていますか | 0. はい | 1. いいえ |
| 9 | この 1 年間に転んだことがありますか | 1. はい | 0. いいえ |
| 10 | 転倒に対する不安は大きいですか | 1. はい | 0. いいえ |
| 11 | 6 ヵ月間で 2〜3 kg 以上の体重減少がありましたか | 1. はい | 0. いいえ |
| 12 | 身長　　　cm　　　体重　　　kg　　　（BMI ＝　　　）(注) | | |
| 13 | 半年前に比べて固いものが食べにくくなりましたか | 1. はい | 0. いいえ |
| 14 | お茶や汁物等でむせることがありますか | 1. はい | 0. いいえ |
| 15 | 口の渇きが気になりますか | 1. はい | 0. いいえ |
| 16 | 週に 1 回以上は外出していますか | 0. はい | 1. いいえ |
| 17 | 昨年と比べて外出の回数が減っていますか | 1. はい | 0. いいえ |
| 18 | 周りの人から「いつも同じことを聞く」などの物忘れがあると言われますか | 1. はい | 0. いいえ |
| 19 | 自分で電話番号を調べて，電話をかけることをしていますか | 0. はい | 1. いいえ |
| 20 | 今日が何月何日かわからない時がありますか | 1. はい | 0. いいえ |
| 21 | （ここ 2 週間）毎日の生活に充実感がない | 1. はい | 0. いいえ |
| 22 | （ここ 2 週間）これまで楽しんでやれていたことが楽しめなくなった | 1. はい | 0. いいえ |
| 23 | （ここ 2 週間）以前は楽にできていたことが今ではおっくうに感じられる | 1. はい | 0. いいえ |
| 24 | （ここ 2 週間）自分が役に立つ人間だと思えない | 1. はい | 0. いいえ |
| 25 | （ここ 2 週間）わけもなく疲れたような感じがする | 1. はい | 0. いいえ |

No.6〜10：運動　3 項目以上に該当
No.11〜12：栄養　2 項目に該当
No.13〜15：口腔　2 項目以上に該当
No.16〜17：閉じこもり
No.18〜20：認知機能　1 項目以上に該当
No.21〜25：うつ　2 項目以上に該当
No.1〜20：10 項目以上に該当

(注)　BMI＝体重(kg)÷身長(m)÷身長(m) が 18.5 未満の場合に該当とする．

生活支援・介護予防サービス事業では，以下の表に該当する者を，事業対象者とする．

| | |
|---|---|
| ① | 質問項目 No.1〜20 までの 20 項目のうち 10 項目以上に該当 |
| ② | 質問項目 No.6〜10 までの 5 項目のうち 3 項目以上に該当 |
| ③ | 質問項目 No.11〜12 の 2 項目のすべてに該当 |
| ④ | 質問項目 No.13〜15 までの 3 項目のうち 2 項目以上に該当 |
| ⑤ | 質問項目 No.16 に該当 |
| ⑥ | 質問項目 No.18〜20 までの 3 項目のうちいずれか 1 項目以上に該当 |
| ⑦ | 質問項目 No.21〜25 までの 5 項目のうち 2 項目以上に該当 |

(注) この表における該当 (No.12 を除く．) とは，回答部分に「1. はい」または「1. いいえ」に該当することをいう．

[エビデンスを踏まえた介護予防マニュアル改訂委員会：介護予防マニュアル第 4 版，p.9-10，2020 より許諾を得て改変して転載]

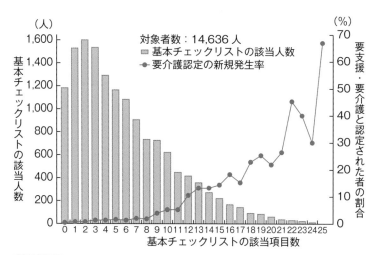

図 13-2　基本チェックリストの該当項目数の分布と新規に要支援・要介護と認定された者の割合

大崎コホートの 14,636 名を対象に，調査開始時点において基本チェックリストに回答をしてもらい，その後 1 年間の追跡を行っている．基本チェックリストの該当項目が多いほど，その後，要支援・要介護と認定される者の割合が多かった．
［遠又靖丈，寶澤　篤，大森（松田）芳ほか：1 年間の要介護認定発生に対する基本チェックリストの予測妥当性の検証　大崎コホート 2006 研究．日本公衆衛生雑誌 **58**(1)：3-13, 2011 より引用］

ち，3 個以上に該当するとフレイルと判定され，また 1〜2 個該当する場合には，**プレフレイル**とされることが多い．

　このようなフレイルの状態にある人では，その後入院や死亡の危険が高くなる．また，日本整形外科学会が提唱している**ロコモティブシンドローム**（図 13-3）や，高齢期になり筋量が低下していく**サルコペニア**の問題なども生じてくる．ロコモティブシンドロームの診断には，その早期発見を目的に開発された**ロコチェック**（**表 13-3**）や，足腰指数などが用いられている．一方，サルコペニアに関しては，その診断には高価かつ専門的な機器を必要とするが，下腿周囲径などのより簡易な推定法が開発されている．ここまで述べたサルコペニアやフレイルは互いに関連しあっており，悪循環を形成することが指摘されている．高齢期になると食欲の低下や消化・吸収機能の低下に伴い，低栄養の状態が認められるが，低栄養に伴いサルコペニアが進行し基礎代謝の低下や，筋力の低下が生じる．筋力の低下は歩行速度の低下をもたらし，さらに活動量を低下させる．これらはエネルギー消費量を低下させることから，食欲の低下やエネルギー摂取量の低下を生じさせ，さらなる低栄養をもたらす．このように，負の循環によりフレイルがより進行する可能性が示唆され，フレイル・サイクルと呼ばれている（**図 13-4**）．このようなサイクルのスピードを減衰させる，あるいはサイクルを断ち切るために，食事・栄養も含めた包括的な支援が重要になる．

第13章

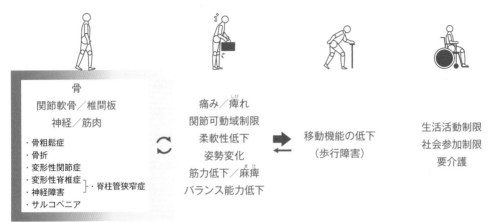

※適切に対処すれば再び移動機能は向上します.

**図 13-3　ロコモティブシンドロームのしくみ**

[日本整形外科学会：ロコモティブシンドローム予防啓発公式サイト ロコモオンライン https://locomo-joa.jp/locomo/#section01（最終アクセス：2024 年 2 月 20 日）より許諾を得て転載]

**表 13-3　ロコチェック**

1. 片脚立ちで靴下がはけない
2. 家の中でつまずいたり滑ったりする
3. 階段を上るのに手すりが必要である
4. 家のやや重い仕事が困難である（掃除機の使用, 布団の上げ下ろしなど）
5. 2 kg 程度の買い物をして持ち帰るのが困難である（1 L の牛乳パック 2 個程度）
6. 15 分くらい続けて歩くことができない
7. 横断歩道を青信号で渡りきれない

[日本整形外科学会：ロコモティブシンドローム予防啓発公式サイト ロコモオンライン https://locomo-joa.jp/lococheck/ （最終アクセス：2024 年 2 月 20 日）より許諾を得て転載]

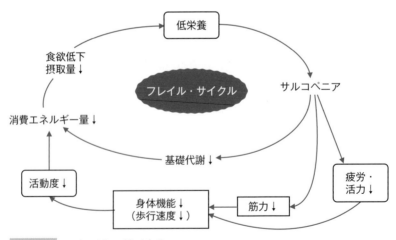

**図 13-4　フレイル・サイクル**

[厚生労働省「日本人の食事摂取基準」策定検討会報告書：日本人の食事摂取基準 2020 年度版, p.415 より引用]

さらに，高齢期における健康問題の1つに**認知症**がある．国際疾病分類第10版（ICD-10）では，認知症を「通常，慢性あるいは進行性の脳疾患によって生じ，記憶，思考，見当識，理解，計算，学習，言語，判断など多数の高次脳機能障害からなる症候群」としている．わが国における介護が必要となった原因の第1位でもあり，認知症疾患診療ガイドライン2017では，わが国の65歳以上高齢者における認知症有病率は3.8～11%と報告されており，年次推移をみても増加傾向にある．また，認知症とは診断されないまでも，**軽度認知障害**（mild cognitive impairment：MCI）の状態も存在する．

　認知機能障害のスクリーニングとしてもっともよく使用されているツールとして，Mini Mental State Examination（MMSE）がある**（表13-4）**．30点が最高得点で，一般的にこの得点が23点以下であると認知症の疑いがあるとされる．一方で，このMMSEはMCIを検出するには，感度，特異度とも十分ではなく，限定的な利用にとどまる．フレイルの概念の中にも，認知機能の低下が含まれることから，高齢者においては，認知機能も含めた身体機能全般の維持を目指した対策が必要である．

---

### ◇ コラム　高齢者における ADL・IADL の評価とその重要性

　超高齢社会となっている日本において，高齢者の日常生活における機能を維持することは重要な課題である．この日常生活動作（日常生活活動）は，ADL（activities of daily living）として定義されており，基本的日常生活動作（basic ADL：BADL）と手段的日常生活動作（instrumental ADL：IADL）とに分類される（一般的にADLという場合，BADLとほぼ同義で用いられる）．ADLは，食事や移動，トイレ動作，入浴，更衣などの日常生活動作の能力のことを指し，その評価指標としてBarthel IndexやKatz Indexなどがある．また，IADLは，買い物，食事の支度，清掃，洗濯などの家事，金銭管理などADLより複雑な活動を含み，その評価は老研式活動能力指標やLawtonの尺度，DASC-21などによって行われている．高齢者におけるADLの低さは総死亡や要介護状態発生のリスク増加と関連することから，このADLを経時的にモニタリングし，早期にアプローチしていくことが必要である．また，少ない筋肉量や低い身体能力は，将来のADLやIADLの悪化と関連していることが示されており，それらを高い水準に保つことが重要である．

**表13-4** Mini-Mental State Examination（MMSE）

| | | 質問内容 | 回 答 |
|---|---|---|---|
| 1 | （5点） | 今年は何年ですか | 年 |
| | | 今の季節は何ですか | |
| | | 今日は何曜日ですか | 曜日 |
| | | 今日は何月ですか | 月 |
| | | 今日は何日ですか | 日 |
| 2 | （5点） | ここは何県ですか | 県 |
| | | ここは何市ですか | 市 |
| | | ここは何病院ですか | |
| | | ここは何階ですか | 階 |
| | | ここは何地区ですか（例：関東地区） | |
| 3 | （3点） | 物品名3個（相互に無関係）<br>※1秒間に1個ずつ言う．その後，被験者に繰り返させる．<br>　正答1個につき1点を与える．3個すべて言うまで繰り返す（6回まで）． | |
| 4 | （5点） | 100から順に7を引く（5回まで） | |
| 5 | （3点） | 設問3で提示した物品名を再度復唱させる． | |
| 6 | （2点） | （時計を見せながら）これは何ですか<br>（鉛筆を見せながら）これは何ですか | |
| 7 | （1点） | 次の文章を繰り返す<br>「みんなで，力を合わせて綱を引きます」 | |
| 8 | （3点） | （3段階の命令）<br>「右手にこの紙を持ってください」<br>「それを半分に折りたたんでください」<br>「それを私に渡してください」 | |
| 9 | （1点） | （次の文章を読んで，その指示に従ってください）<br>「目閉じてください」 | |
| 10 | （1点） | （何か文章を書いてください） | |
| 11 | （1点） | （次の図形を書いてください）<br> | |

## B フレイル予防と身体活動・運動

　前述のように，高齢者におけるフレイルの予防は，超高齢社会を迎えたわが国における課題の1つである．**表13-5**には，前述の基本チェックリスト等を活用し，フレイル判定を行う際の判定値を示した．ある調査によれば，65歳以上の約10%がフレイルにあたり，約55%がプレフレイルにあたるとの結果が示されている．

　フレイルを構成する要因の1つである歩行速度とその後の生存期間との関連を検討した研究では，歩行速度が0.1 m/秒速くなるごとに，死亡のリスクが10%低下することを報告している．この歩行スピードが速い人ほど，生存期間が長くなるという関係は，男女とも，またいずれの年齢においても認められている**（図13-5）**．このような歩行スピードは，身体におけるさまざまな状態を反映した生体情報であるとする考えもあり，1つの重要な指標である．

　この歩行スピードを含む歩行能力に対する運動介入の影響をみてみると，一般の高齢者においては，自体重やチューブなどの器具を用いた筋力トレーニングを行うことで歩行機能が改善されたり，バランスや歩行のトレーニングを組み合わせた複合的トレーニングを行った場合において，歩行機能が向上することが報告されている．バランストレーニングとしてはステップエクササイズやボールを使ったエクササイズなどさまざまなトレーニングが開発されている．また器具などを用いず，ゆっくり歩行や早い歩行を繰り返す高強度インターバル歩行トレーニングでも，歩行機能のみならず，持久力や下肢筋力を強化することができる．さらに，フレイルであるとされた高齢者であっても，運動介入を行うことで，歩行スピードや歩行やバランスなどを複合的に評価するテストのスコアに改善が認められたことが報告されている．

**表13-5** 　2020年改定 日本版 CHS 基準 (J-CHS 基準)

| 項　目 | 評価基準 |
|---|---|
| 体重減少 | 6ヵ月で，2kg以上の（意図しない）体重減少（基本チェックリスト #11） |
| 筋力低下 | 握力：男性＜28kg，女性＜18kg |
| 疲労感 | （ここ2週間）わけもなく疲れたような感じがする（基本チェックリスト #25） |
| 歩行速度 | 通常歩行速度＜1.0m/秒 |
| 身体活動 | ①軽い運動・体操をしていますか？<br>②定期的な運動・スポーツをしていますか？<br>上記の2つのいずれも「週に1回もしていない」と回答 |

[判定基準]
3項目以上に該当：フレイル，1～2項目に該当：プレフレイル、該当なし：ロバスト（健常）
[Satake S, Arai H: The revised Japanese version of the Cardiovascular Health Study criteria (revised J-CHS criteria). *Geriatr Gerontol Int* **20**(10)：992–993, 2020 より引用]

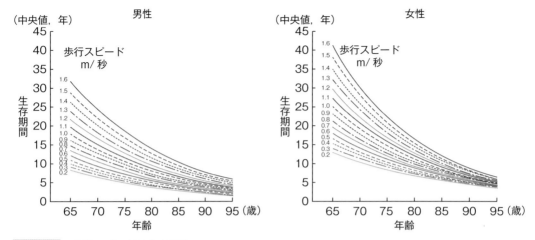

**図 13-5　歩行スピードと生命予後**

9つのコホート研究から，65歳以上の高齢者 34,485 名を対象に，調査開始時点での歩行スピードと追跡調査中における死亡との関連を検討した．その結果，歩行スピードが速い人ほど，その後の生存期間が長いことが示された（筆者加筆）．
[Studenski S, Perera S, Patel K, et al.：Gait speed and survival in older adults. *JAMA* **305**：50-58, 2011 より引用]

　これら歩行能力は，日常における活動性とも関わる能力であり，適切な筋力トレーニングや複合トレーニングを実施することで，歩行機能を改善し，日常の身体活動量増大へとつなげることが重要である．さらに，身体活動の低下は，閉じこもりや認知機能低下，うつ状態などとも関連することから，身体活動・運動を推奨することで，これら負の連鎖を断ち切る効果があるといえる．さらに，体重減少や筋量減少を防ぐためにも，低栄養状態を回避し，骨格筋の構成要素であるたんぱく質などの栄養素を適量摂取することも重要である．

> ⬡ **コラム　指輪っかテストでサルコペニアをチェック**
>
> 　サルコペニアの判定には，筋力測定や歩行速度などの身体機能評価に加え，DXA 法による骨格筋量の評価が必要となるため，一般的には容易に判定することができない．このような背景から，簡易にサルコペニアをスクリーニングするための評価方法が開発されている．「指輪っかテスト」は東京大学高齢社会総合研究機構が実施した柏スタディで得られた結果を基に考案されたもので，自身の指を使って指輪っかを作り，ふくらはぎを囲んだ時にどのような状態になるかで判断する方法である．指輪っかで囲んだ際，「囲めない」か「ちょうど囲める」か「隙間ができる」かで判断し，「隙間ができる」場合にはサルコペニアの危険度が高いと判定される．「隙間ができる」人は，「囲めない」人よりも，サルコペニアであるリスクが 6.6 倍高いことが報告されている．また，この指輪っかテストの結果と死亡リスクとの関連も報告されており，「隙間ができる」人は，死亡リスクも高いことが報告されている．

骨粗鬆症予防と身体活動・運動

　要介護となる原因に，骨折・転倒がある．これは，加齢に伴い筋量・筋力の低下やバランス能力の低下から転倒のリスクが増大し，また，転倒した場合，骨密度低下により骨折のリスクが高まることによる．骨粗鬆症は，WHOによると「低骨量と骨組織の微細構造の異常を特徴とし，骨の脆弱性が増大し，骨折の危険性が増大する疾患である」と定義されている．日本における調査では，40歳以上の一般人における骨粗鬆症の有病率は，腰椎で診断した場合には男性で3.4%，女性で19.2%，大腿骨頸部で診断した場合には男性で12.4%，女性で26.5%である．またこの有病率は，男女とも60歳以上で高くなる．骨粗鬆症は，生活機能や生活の質（QOL）を低下させるだけでなく，その後の生命予後にも顕著な影響を及ぼすことから，それを予防し，転倒による骨折も予防していくことが重要である．

　骨粗鬆症は，わずかな外力で骨折が起こる脆弱性骨折の有無と骨密度により診断される．脆弱性骨折のある場合では骨密度が若年成人平均値（young adult mean：YAM）の80%未満である場合に骨粗鬆症と診断され，脆弱性骨折がない場合には，YAMの70%未満を骨粗鬆症とする．骨粗鬆症性骨折の危険因子としてさまざまなものが報告されており，女性，高齢，低骨密度，既存骨折，喫煙，飲酒，運動，BMI，カルシウム摂取などが挙げられている．閉経後女性を対象に運動介入を行った複数の研究のメタアナリシスでは，筋力トレーニングや複合トレーニングは，骨密度を高めるのに有効であることが示されている．また，活発な身体活動には骨折を予防する効果があり，そのリスクを20〜40%，最大で50%抑制できるとされている．これは，運動による骨密度上昇はもとより，体幹などの筋量・筋力を増大させて，椎体骨折を予防することや，身体機能を高めて転倒を予防することが要因となっている．

 認知症予防と身体活動・運動

　認知症の患者では，その症状が出現する十数年前から脳での異常が始まっており，診断された時点では，かなりの神経細胞が機能不全に陥っていると考えられている．そのため，その前段階であるMCIの段階で早期に発見し，その後の進行や発症を予防することが重要である．これまでの疫学研究から，認知症の危険因子が同定されており（表13-6），これらを回避することが予防へとつながる．その中でも日常の身体活動や運動介入による認知機能の改善や認知症予防について多くの研究が行われている．

**表13-6　認知症の危険因子・防御因子**

| 因　子 | オッズ比 | 相対危険度 | ハザード比 |
|---|---|---|---|
| 糖尿病 | | | 2.10 |
| 高血圧治療 | 0.89 | 0.87 | |
| スタチン治療 | | 0.62〜0.76 | |
| 飲酒 | 0.48 | | |
| 身体活動 | | 0.62 | |
| メタボリックシンドローム（肥満） | | 1.41 | |
| 喫煙 | | 1.30〜1.40 | |
| 高ホモシステイン血症 | | 1.93 | |
| 睡眠時無呼吸症候群 | | 1.70 | |
| うつ病 | 1.90〜2.03 | 1.87〜2.01 | |
| 教育歴8年以下対8年以上 | | 1.99 | |
| 頭部外傷既往 | 男性 1.47　女性 1.18 | | |

オッズ比，相対危険度，ハザード比ともに，各因子（本表中の“糖尿病”や“高血圧治療”など）の認知症リスクに対する程度の大きさを示しており，1.0を超えるとその因子が認知症のリスクを高め，1.0を下回るとその因子が認知症のリスクを低減させることを意味している．
[日本神経学会（監）：認知症疾患診療ガイドライン2017，p.119，医学書院，2017より許諾を得て転載]

　複数の研究のメタアナリシスの結果から，認知症を発症していない健康な高齢者において，もっとも身体活動量が多い群では，もっとも身体活動量が少ない群と比較して，加齢に伴う認知機能低下の抑制効果が認められている．さらに，健康な高齢者において，有酸素運動，レジスタンス運動，複合運動の効果を比較した場合，有酸素運動とレジスタンス運動を組み合わせて行う複合運動が，認知機能のさまざまな側面においてもっとも効果があった（**表13-7**）．

　また，身体活動や運動は認知症の発症リスクを低下させ，身体活動量が多ければ多いほど，認知症発症リスクが低下するという量反応関係が認められている（**図13-6**）．さらに最近ではMCIやアルツハイマー（Alzheimer）病をすでに発症している人においても運動によってその症状を改善できることが認められつつある．また，運動のみならず，ボードゲーム，読書，楽器の演奏といった知的娯楽なども認知症予防には効果的である（**図13-7**）．

　認知症患者は，同世代の認知症のない高齢者と比べ，転倒や骨折のリスクが高く，身体の動きが急速にわるくなりやすい．運動実施時には転倒に対してより注意が必要である．

##  高齢者における運動支援・指導時の注意

　高齢者における運動支援・指導時の注意点を**表13-8**にまとめた．
　加齢とともに，さまざまな生理機能の低下，内科的疾患の発症，整形外科的疾患による可動域の制限や痛みの出現，個人差の増大が認められ，若齢者と比較して，より個別化された細やかな運動支援・指導が必要となる．内科的疾患者に対

**表 13-7　運動介入による認知機能に対する効果：メタアナリシスの結果**

| 運動の種類 | 実行<br>機能 | エピソード<br>記憶 | 視空間<br>能力 | 言語<br>流暢性 | 処理<br>速度 | 全体的な<br>認知機能 |
|---|---|---|---|---|---|---|
| 有酸素運動<br>（ウォーキング，水泳，<br>自転車エルゴメータ，ダ<br>ンスなど） | ⬆⬆ | ns | ⬆ | ⬆ | ⬆ | ⬆ |
| レジスタンス運動<br>（チェストプレス，レッ<br>グプレス，腹筋など，マ<br>シーンやチューブ，自体<br>重を使用） | ⬆ | ns | ⬆ | ns | N/A | ⬇ |
| 複合運動<br>（上記の有酸素運動とレ<br>ジスタンス運動の複合） | ⬆ | ⬆ | ⬆ | ⬆⬆ | ⬆ | ⬆⬆ |

運動の種類別に，さまざまな認知機能に対する影響をメタアナリシスにより検討した．上向きの矢印は
有意な効果が認められたことを示し，下向きの矢印は有意に低下したことを示す．ただしレジスタンス
運動に関する研究は，他の運動様式と比較して研究数が少ないことから，今後の研究成果と合わせて判
断する必要がある．矢印の数は，各認知機能において，運動の種類による効果の大小を表している．ns は，
コントロール群と比較して効果が認められなかったことを示す．N/A は，結果を提示できる有効な研究
がなかったことを示す．
［Barha CK, Davis JC, Falck RS, et al.：Sex differences in exercise efficacy to improve cognition：A sys-
tematic review and meta-analysis of randomized controlled trials in older humans. *Front Neuroendocrinol.*
**46**：71-85, 2017 を参考に筆者作成］

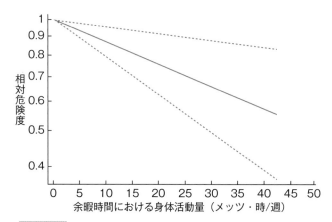

**図 13-6　余暇身体活動量とアルツハイマー病発症との関連**

アルツハイマー病に対する余暇身体活動の量反応関係が認められた．し
かし，血管性認知症に対しては，運動の効果は認められなかった．身体
活動が，週あたり 10 メッツ・時増加するごとに，アルツハイマー病のリ
スクが約 13％減少することが示された．実線は身体活動量と相対危険度
の関係を示し，点線は 95％信頼区間を示す．
［Xu W, Wang HF, Wan Y, et al.：Leisure time physical activity and de-
mentia risk: a dose-response meta-analysis of prospective studies. *BMJ
Open* **7**(10)：e014706, 2017 より許諾を得て改変し転載］

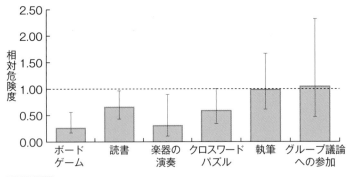

**図 13-7　余暇における活動と認知症発症との関連**

469 名の 75 歳以上の高齢者において，余暇時間における活動と認知症発症との関連について検討を行った．その結果，ボードゲーム，読書，楽器の演奏の活動をよく行う（週に数回）群は，それぞれの活動をあまり行わない（週に 1 回以下）群と比較して，認知症を発症するリスクが低下していた．グラフは，あまり行わない群の危険度を 1.0 とした場合のよく行う群の相対危険度を示し，棒グラフにおけるバーは 95％信頼区間を示す．
〔Verghese J, Lipton RB, Katz MJ, et al.：Leisure activities and the risk of dementia in the elderly. *N Engl J Med* **348**(25)：2508-2516, 2003 を参考に筆者作成〕

**表 13-8　高齢者における運動支援・指導時の注意点**

- 健康状態や体力に個人差が大きいことから，内科的疾患，外科的疾患の有無や，健康状態についての確認を行い，個人の状況に応じて支援・指導する
- 筋力の低下や歩行機能の低下がみられるため，運動時における環境にも配慮しつつ，運動時の転倒・骨折に注意する
- 体温調節機能の低下が認められる場合もあることから，暑熱環境下以外でも，口渇を感じる前に水分補給をするなどして，脱水状態にならないよう注意する

する身体活動・運動指導については，前章で述べたとおりである．一方，高齢期になると膝痛や腰痛といった関節痛を有する者や，さらには変形性関節症を発症している者の割合が多くなり，より整形外科的疾患に対する配慮も必要となってくる．

　膝痛や腰痛といった関節痛を訴える者においては，原疾患（関節リウマチ，骨壊死など）が何であるかを把握し，場合によっては運動実施前に原疾患の治療を優先させることが必要である．また急性期の痛みに対しては運動適応外となる．一方で慢性的な関節痛には，該当する関節周りの筋力強化や可動域増大が効果的であるとする多くの研究があり，運動支援・指導を積極的に取り入れるべきである．

　また，高齢者では，これまで述べてきたように筋量・筋力の低下，バランス能力の低下，骨密度の減少が生じているため，運動時における転倒・骨折に注意が必要である．運動開始前に個人の歩き方や動作の状態を確認し，個人の状態にあわせて，立位もしくは座位での運動を選択する．また，身体を支持できる用具を

用いることや転倒した場合でも骨折のリスクを少なくするためにマットを使用するなど，運動時の環境にも配慮すべきである．さらに高齢者は，のどの渇きを感じにくいことや，頻尿の不安から水分摂取を控えるといったことがあり，脱水に対しても注意が必要である．運動中に水分補給をこまめに行うように指示するとともに，運動時の服装や気温・湿度といった環境にも十分な配慮が必要である．運動によるリスクを事前に最小限にし，身体活動・運動支援や指導の効果を最大限にすることが重要である．

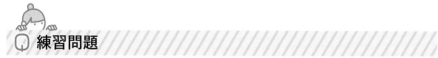

## 練習問題

**以下の問題について，正しいものには○，誤っているものには×をつけなさい．**

1. 健康日本 21（第三次）では，「日常生活に制限のない期間の平均」が健康寿命の指標として用いられている．

2. 2019（令和元）年の厚生労働省の発表によると介護が必要となった原因の上位 3 つは，転倒・骨折，脳血管疾患，認知症である．

3. 介護予防・日常生活支援総合事業において，要介護・要支援状態となるリスクを有する高齢者を発見するツールとして用いられているのは MMSE である．

4. 65 歳以上の男女において，もっとも通院率が高い傷病は，高血圧症である．

5. フレイルの判定には，①バランス能力の低下，②筋力低下，③筋量の減少，④歩行速度の低下，⑤身体活動の低下，が用いられる．

6. フレイルを構成する要因の 1 つである歩行速度について，死亡のリスクとの関連は認められていない．

7. ロコモティブシンドロームの概念には，サルコペニア，変形性関節症，骨粗鬆症などが含まれる．

8. 認知症の罹患率は年々増加傾向にある．

9. 身体活動や運動は認知症予防に有効ではない．

10. 高齢者において，すべての膝痛や腰痛に対して運動実施が勧められる．

第13章

## 参考図書

・日本整形外科学会（編）：ロコモティブシンドローム診療ガイド 2021，文光堂，2021
・日本神経学会（監）：認知症疾患診療ガイドライン 2017，医学書院，2017
・島田裕之（編）：フレイルの予防とリハビリテーション，医歯薬出版，2015
・佐藤祐造（編）：運動療法と運動処方―身体活動・運動支援を効果的に進めるための知識と技術，第 2 版，文光堂，2008

# おわりに

　2018年秋に初版が出版されて5年が経過し，本改訂版をお届けできたことは，編著者一同の喜びとするところである．初版において，私はアメリカスポーツ医学会（American College of Sports Medicine：ACSM）の40年来のメンバーであり，毎年5月末に米国各地で開催される年次大会において，早朝の5kmのファン・ラン大会にも参加してきたことを紹介した．そのイベントに参加すると，記念Tシャツがもらえるのも楽しみであるが，当初，このTシャツには，"Fun Run"と記されていた．しかし，いつからだったか"Fun Run and Walk"となり，2018年のミネアポリス大会では"Fun Run, Walk and Roll"となっていた．"Run"や"Walk"がどんな運動であるかを知らない方はいないと思うが，"Roll"といわれてもわからない方が多いだろう．"Roll"とは，"車いす運動"のことである．このように，あらゆる人々が運動を楽しむことが大切であるとの認識が，年とともに広がってきていることを，運動・スポーツ，健康に関わる人々にはよく知っておいていただきたい．

　ところで，2019年末からの新型コロナウイルス（Covid-19）がもたらした世界的なパンデミックによる影響を受け，一般市民の日常生活活動が制限されただけではなく，国内外，そしてジュニアからトップ，さらにマスターズ（シニア）の各種スポーツイベントが開催中止のやむなきに至ったことは残念であった．ACSM大会は2019年にはフロリダ州のオーランド（ディズニーワールドがある）で開催されたが，2020年にサンフランシスコで開催が予定されていた大会は，新型コロナウイルス感染症拡大により中止となった．私はこの大会後に，ヨセミテ国立公園のトレッキングを計画していたので，とても残念であった．そして，2021年も引き続き学会大会は中止となった．しかし，2022年のサンディエゴでの大会は，感染対策を講じて開催され，私は早稲田大学スポーツ科学研究科の教員・大学院生のグループに同行して参加し，学会大会はもちろんであるが，久しぶりに"Fun Run"も楽しむことができたのは幸いであった．しかし，コロナ禍での団体海外旅行は非常にリスクが高いことも痛感した学会参加であった．そのため，2022年にフランスのボルドー近郊で開催されたボート・マスターズ世界大会は直前になって参加を断念することとなった．

　私は2002年の初参加以降，ほぼ毎年，いつも一緒に練習している仲間に加え，その家族，友人，知人とともに，ボートの世界マスターズ大会に参加しており，新型コロナウイルスのパンデミックが起こる前であった2019年9月に開催されたハンガリー・ブダペスト郊外の湖での大会にも多くの仲間と参加した．ブダペストは"ドナウの真珠"といわれるとても美しく魅力的な街であり，大会参加者もとりわけ多くなっていた．新型コロナウイルスの感染予防にワクチン接種が行われており，世界中の多くの人々の命を救っているが，そのワクチンはメッセンジャーRNAワクチンであり，このワクチン開発には，アメリカに渡ったハンガリー出身の生命科学者であるカタリン・カリコ博士の貢献が非常に大きかったことはよく知られている．ところで，2022年の夏のヨーロッパの気候は超高温・干ばつであった．ドナウ川やライン川

の水位が著しく低下して，船舶の運航にも支障が出ていたが，2019年のボート・マスターズ世界大会の会場であったブダペスト郊外の湖も干上がってボートレースができなくなっていたとのことである．また，2022年のボート会場であったボルドーを含むフランス西部は熱波による山火事で，とても大きな被害が出たが，大会は無事に開催された．

　新型コロナウイルスの世界的なパンデミックにより2020年に予定されていた東京オリンピック・パラリンピックは，結局のところ1年延長され2021年に無観客という条件での開催となった．私は2019年3月に早稲田大学を定年退職し，2020年は東京でオリンピック・パラリンピック三昧ができると大いに期待していたが，テレビでの観戦のみとなってしまったことはとても残念であった．やはり，スポーツは選手と一体となって応援する観戦者がいてこそ盛り上がるものだと思う．

　「運動生理学」は運動（身体活動），スポーツの実践の意義・役割を理論的に解明する科学であるが，その理論が実践に生かされてこそ，その科学的価値があることを私たちはよく理解しなければならないと思う．ここ数年のコロナ禍や気候変動による温暖化は，賢くからだを動かすことがいかに重要であるかを私たちに問いかけているようである．本書で運動生理学を学んだ方々には，そこから得た知識を生かして賢く運動・スポーツを実践していただきたい．そして，なによりも自分自身のからだを動かすこと，それ自体を楽しむ"動楽"として，運動・スポーツを日常生活の中に組み込んでいただきたい．加えて，保健指導やスポーツ・運動指導をする方々には，"グルメ＝食楽"であり，"ミュージック＝音楽"であるように，"スポーツ＝動楽"であることをよく理解していただきたいと思う．

2024年2月

樋口　満

# 付　　録

◆ 健康づくりのための身体活動・運動ガイド 2023，推奨事項一覧（厚生労働省，2024）

| 全体の方向性 | 個人差を踏まえ，強度や量を調整し，可能なものから取り組む<br>今よりも少しでも多く身体を動かす |
|---|---|

| 対象者[*1] | 身体活動 | | 座位行動 |
|---|---|---|---|
| **高齢者** | 歩行又はそれと同等以上の<br>（3メッツ以上の強度の）<br>身体活動を **1日40分以上**<br>（1日約 **6,000歩以上**）<br>（＝週15メッツ・時以上） | **運動**<br>有酸素運動・筋力トレーニング・バランス運動・柔軟運動など多要素な運動を週3日以上<br>【**筋力トレーニング**[*2]**を週2〜3日**】 | **座りっぱなしの時間が長くなりすぎないように注意する**<br>（立位困難な人も，じっとしている時間が長くなりすぎないように，少しでも身体を動かす） |
| **成人** | 歩行又はそれと同等以上の<br>（3メッツ以上の強度の）<br>身体活動を **1日60分以上**<br>（1日約 **8,000歩以上**）<br>（＝週23メッツ・時以上） | **運動**<br>息が弾み汗をかく程度以上の<br>（3メッツ以上の強度の）<br>運動を**週60分以上**<br>（＝週4メッツ・時以上）<br>【**筋力トレーニングを週2〜3日**】 | |
| こども<br>（*身体を動かす時間が少ないこどもが対象） | （参考）<br>・中強度以上（3メッツ以上）の身体活動（主に有酸素性身体活動）を1日60分以上行う<br>・高強度の有酸素性身体活動や筋肉・骨を強化する身体活動を週3日以上行う<br>・身体を動かす時間の長短にかかわらず，座りっぱなしの時間を減らす．特に余暇のスクリーンタイム[*3]を減らす． | | |

[*1] 生活習慣，生活様式，環境要因等の影響により，身体の状況等の個人差が大きいことから，「高齢者」「成人」「こども」について特定の年齢で区切ることは適当でなく，個人の状況に応じて取組を行うことが重要であると考えられる．

[*2] 負荷をかけて筋力を向上させるための運動．筋トレマシンやダンベルなどを使用するウエイトトレーニングだけでなく，自重で行う腕立て伏せやスクワットなどの運動も含まれる．

[*3] テレビやDVDを観ることや，テレビゲーム，スマートフォンの利用など，スクリーンの前で過ごす時間のこと．

## ● 生活活動のメッツ表

| メッツ | 3メッツ以上の生活活動の例 |
|:---:|:---|
| 3.0 | 普通歩行(平地, 67 m/分, 犬を連れて), 電動アシスト付き自転車に乗る, 家財道具の片づけ, 子どもの世話(立位), 台所の手伝い, 大工仕事, 梱包, ギター演奏(立位) |
| 3.3 | カーペット掃き, フロア掃き, 掃除機, 電気関係の仕事:配線工事, 身体の動きを伴うスポーツ観戦 |
| 3.5 | 歩行(平地, 75〜85 m/分, ほどほどの速さ, 散歩など), 楽に自転車に乗る(8.9 km/時), 階段を下りる, 軽い荷物運び, 車の荷物の積み下ろし, 荷づくり, モップがけ, 床磨き, 風呂掃除, 庭の草むしり, 子どもと遊ぶ(歩く/走る, 中強度), 車椅子を押す, 釣り(全般), スクーター(原付)・オートバイの運転 |
| 4.0 | 自転車に乗る(≒16 km/時未満, 通勤), 階段を上る(ゆっくり), 動物と遊ぶ(歩く/走る, 中強度), 高齢者や障がい者の介護(身支度, 風呂, ベッドの乗り降り), 屋根の雪下ろし |
| 4.3 | やや速歩(平地, やや速めに=93 m/分), 苗木の植栽, 農作業(家畜に餌を与える) |
| 4.5 | 耕作, 家の修繕 |
| 5.0 | かなり速歩(平地, 速く=107 m/分), 動物と遊ぶ(歩く/走る, 活発に) |
| 5.5 | シャベルで土や泥をすくう |
| 5.8 | 子どもと遊ぶ(歩く/走る, 活発に), 家具・家財道具の移動・運搬 |
| 6.0 | スコップで雪かきをする |
| 7.8 | 農作業(干し草をまとめる, 納屋の掃除) |
| 8.0 | 運搬(重い荷物) |
| 8.3 | 荷物を上の階へ運ぶ |
| 8.8 | 階段を上る(速く) |
| メッツ | 3メッツ未満の生活活動の例 |
| 1.8 | 立位(会話, 電話, 読書), 皿洗い |
| 2.0 | ゆっくりした歩行(平地, 非常に遅い=53 m/分未満, 散歩または家の中), 料理や食材の準備(立位, 座位), 洗濯, 子どもを抱えながら立つ, 洗車・ワックスがけ |
| 2.2 | 子どもと遊ぶ(座位, 軽度) |
| 2.3 | ガーデニング(コンテナを使用する), 動物の世話, ピアノの演奏 |
| 2.5 | 植物への水やり, 子どもの世話, 仕立て作業 |
| 2.8 | ゆっくりした歩行(平地, 遅い=53 m/分), 子ども・動物と遊ぶ(立位, 軽度) |

## ● 運動のメッツ表

| メッツ | 3メッツ以上の運動の例 |
|---|---|
| 3.0 | ボウリング，バレーボール，社交ダンス（ワルツ，サンバ，タンゴ），ピラティス，太極拳 |
| 3.5 | 自転車エルゴメーター（30～50ワット），自体重を使った軽い筋力トレーニング（軽・中等度），体操（家で，軽・中等度），ゴルフ（手引きカートを使って），カヌー |
| 3.8 | 全身を使ったテレビゲーム（スポーツ・ダンス） |
| 4.0 | 卓球，パワーヨガ，ラジオ体操第1 |
| 4.3 | やや速歩（平地，やや速めに＝93m/分），ゴルフ（クラブを担いで運ぶ） |
| 4.5 | テニス（ダブルス）*，水中歩行（中等度），ラジオ体操第2 |
| 4.8 | 水泳（ゆっくりとした背泳ぎ） |
| 5.0 | かなり速歩（平地，速く＝107m/分），野球，ソフトボール，サーフィン，バレエ（モダン，ジャズ） |
| 5.3 | 水泳（ゆっくりとした平泳ぎ），スキー，アクアビクス |
| 5.5 | バドミントン |
| 6.0 | ゆっくりとしたジョギング，ウエイトトレーニング（高強度，パワーリフティング，ボディビル），バスケットボール，水泳（のんびり泳ぐ） |
| 6.5 | 山を登る（0～4.1kgの荷物を持って） |
| 6.8 | 自転車エルゴメーター（90～100ワット） |
| 7.0 | ジョギング，サッカー，スキー，スケート，ハンドボール* |
| 7.3 | エアロビクス，テニス（シングルス）*，山を登る（約4.5～9.0kgの荷物を持って） |
| 8.0 | サイクリング（約20km/時） |
| 8.3 | ランニング（134m/分），水泳（クロール，普通の速さ，46m/分未満），ラグビー* |
| 9.0 | ランニング（139m/分） |
| 9.8 | ランニング（161m/分） |
| 10.0 | 水泳（クロール，速い，69m/分） |
| 10.3 | 武道・武術（柔道，柔術，空手，キックボクシング，テコンドー） |
| 11.0 | ランニング（188m/分），自転車エルゴメーター（161～200ワット） |
| メッツ | 3メッツ未満の運動の例 |
| 2.3 | ストレッチング，全身を使ったテレビゲーム（バランス運動，ヨガ） |
| 2.5 | ヨガ，ビリヤード |
| 2.8 | 座って行うラジオ体操 |

*試合の場合.

## 国内学会のガイドラインにおける運動に関する指針の設定状況

| 関連学会（出典） | 運動療法に関する指針の概要 |
|---|---|
| 日本高血圧学会<br>高血圧治療ガイドライン 2019 | ・有酸素運動（軽〜中等度運動）を推奨する.<br>　　強度：最大酸素摂取量の 50%（40〜60% 程度）<br>　　　　　ボルグスケール 12〜13 の「ややきつい」程度<br>　　時間：30 分以上を目標に行う.<br>　　頻度：定期的（できれば毎日）行う.<br><br>・運動療法の対象者はⅡ度以下の血圧値<br>　脳心血管病のない高血圧患者.<br>　（高齢者や高リスク者にはメディカルチェックが必要）<br><br>　Ⅱ度高血圧<br>　　診察室血圧　収縮期：160〜179, 拡張期：100〜<br>　　　　　　　　109 mmHg<br>　　家庭血圧　収縮期：145〜159, 拡張期：90〜<br>　　　　　　　99 mmHg<br><br>速歩, スロージョギングなど |
| 日本動脈硬化学会<br>動脈硬化性疾患予防ガイドライン 2022 | ・有酸素運動を中心に実施する.<br>　　強度：中等度（3 メッツ＝通常速度の歩行）以上を目<br>　　　　　標にする.<br>　　　　　ボルグスケール「楽である」〜「ややきつい」<br>　　時間：1 日合計 30 分以上を目標に<br>　　頻度：少なくとも週に 3 日は実施する.<br>　　　　　可能であれば毎日実施する.<br><br>・運動療法以外の時間もこまめに歩くなど, できるだけ<br>　座ったままの生活を避ける.<br><br>ウォーキング, 速歩, 水泳, エアロビックダンス, スロー<br>ジョギング, サイクリング, ベンチステップ運動など |
| 日本糖尿病学会<br>糖尿病診療ガイドライン 2019 | 有酸素運動とレジスタンス運動の併用<br>・有酸素運動<br>　　強度：中等度「楽である」〜「ややきつい」<br>　　時間：1 回の時間は 20 分以上<br>　　　　　週に 150 分以上<br>　　頻度：できれば毎日　少なくとも週に 3 回以上<br>　　　　　運動をしない日が 2 日間以上続かないように<br><br>・レジスタンス運動<br>　軽いレジスタンス運動を週に 2〜3 回<br>（インスリンやスルホニル尿素薬（SU 薬）を用いている<br>人では低血糖に注意する）<br><br>・日常の座位時間が長くならないように<br><br>ウォーキング, ジョギング, サイクリング, 水泳などの全<br>身運動 |

## 熱中症予防運動指針（日本スポーツ協会，2019）

| WBGT ℃ | 湿球温度 ℃ | 乾球温度 ℃ | | |
|---|---|---|---|---|
| 31 | 27 | 35 | 運動は原則中止 | 特別の場合以外は運動を中止する．特に子どもの場合には中止すべき． |
| 28 | 24 | 31 | 厳重警戒（激しい運動は中止） | 熱中症の危険性が高いので，激しい運動や持久走など体温が上昇しやすい運動は避ける．10〜20分おきに休憩をとり水分・塩分を補給する．暑さに弱い人[※]は運動を軽減または中止． |
| 25 | 21 | 28 | 警戒（積極的に休息） | 熱中症の危険が増すので，積極的に休息をとり適宜，水分・塩分を補給する．激しい運動では，30分おきくらいに休憩をとる． |
| 21 | 18 | 24 | 注意（積極的に水分補給） | 熱中症による死亡事故が発生する可能性がある．熱中症の兆候に注意するとともに，運動の合間に積極的に水分・塩分を補給する． |
| | | | ほぼ安全（適宜水分補給） | 通常は熱中症の危険は小さいが，適宜水分・塩分の補給は必要である．市民マラソンなどではこの条件でも熱中症が発生するので注意． |

1）環境条件の評価には WBGT（暑さ指数とも言われる）の使用が望ましい．
2）乾球温度（気温）を用いる場合には，湿度に注意する．
　湿度が高ければ，1ランク厳しい環境条件の運動指針を適用する．
3）熱中症の発症のリスクは個人差が大きく，運動強度も大きく関係する．
　運動指針は平均的な目安であり，スポーツ現場では個人差や競技特性に配慮する．
※暑さに弱い人：体力の低い人，肥満の人や暑さに慣れていない人など．
[日本スポーツ協会：スポーツ活動中の熱中症予防ガイドブック，第5版，2019より許諾を得て転載]

---

**WBGT の算出方法**
・屋外で日射のある場合
　WBGT＝0.7×湿球温度＋0.2×黒球温度＋0.1×乾球温度
・屋外で日射のない場合
　WBGT＝0.7×湿球温度＋0.3×黒球温度

**黒球温度が使用できない場合の WBGT の算出方法**
　湿球温度＋乾球温度　WBGT＝1.925×（0.7×湿球温度＋0.1×乾球温度）
　湿球温度　WBGT＝1.05×（湿球温度）＋2.47
　乾球温度　WBGT＝0.80×（乾球温度）＋2.81

## ◆ 健康づくりのための睡眠指針 2014
### ～睡眠 12 箇条～（厚生労働省，2014）

1. 良い睡眠で，からだもこころも健康に
2. 適度な運動，しっかり朝食，ねむりとめざめのメリハリを
3. 良い睡眠は，生活習慣病予防につながります
4. 睡眠による休養感は，こころの健康に重要です
5. 年齢や季節に応じて，昼間の眠気で困らない程度の睡眠を
6. 良い睡眠のためには，環境づくりも重要です
7. 若年世代は夜更かし避けて，体内時計のリズムを保つ
8. 勤労世代の疲労回復・能率アップに，毎日十分な睡眠を
9. 熟年世代は朝晩メリハリ，昼間に適度な運動で良い睡眠
10. 眠くなってから寝床に入り，起きる時刻は遅らせない
11. いつもと違う睡眠には，要注意
12. 眠れない，その苦しみをかかえずに，専門家に相談を

## ◆ 健康づくりのための休養指針
### （厚生省，1994）

1. 生活にリズムを
 ・早めに気づこう，自分のストレスに
 ・睡眠は気持ちよい目覚めがバロメーター
 ・入浴で，体も心もリフレッシュ
 ・旅に出掛けて，こころの切り換えを
 ・休養と仕事のバランスで能率アップと過労防止
2. ゆとりの時間でみのりある休養を
 ・1 日 30 分，自分の時間をみつけよう
 ・活かそう休暇を，真の休養に
 ・ゆとりの中に，楽しみや生きがいを
3. 生活の中にオアシスを
 ・身近な中にもいこいの大切さ
 ・食事空間にもバラエティを
 ・自然とのふれあいで感じよう，健康の息ぶきを
4. 出会いときずなで豊かな人生を
 ・見いだそう，楽しく無理のない社会参加
 ・きずなの中ではぐくむ，クリエイティブライフ

## 避難生活で生じる健康問題を予防するための運動・身体活動
### （国立健康・栄養研究所，2017）

1. 足首の曲げ伸ばし：ゆっくりと左右 5 回ずつ
2. 膝の抱え込み：おしりや太股の裏を伸ばす．10 秒間を左右 3 回ずつ
3. 全身を伸ばす：背伸びをするように 5 秒くらい伸ばし，脱力．3 回繰り返す
4. 座って首を回す：時計回りと反時計回りを交互に 3 回ずつ
5. ゆっくり起き上がる
6. 毛布や布団をたたんだり，身の回りを整理・整頓する
7. 歩ける範囲で歩く
8. ゆっくり深呼吸する

## メタボリックシンドロームの診断基準

| 内臓脂肪（腹腔内脂肪）蓄積 | |
|---|---|
| ウエスト周囲径 | 男性≧85 cm<br>女性≧90 cm |
| （内臓脂肪面積　男女とも≧100 cm$^2$）に相当 | |
| 上記に加え以下のうち 2 項目以上 | |
| 高トリグリセライド血症<br>　　かつ/または<br>低 HDL コレステロール血症 | ≧150 mg/dL<br><br><40 mg/dL<br>男女とも |
| 収縮期血圧<br>　　かつ/または<br>拡張期血圧 | ≧130 mmHg<br><br>≧85 mmHg |
| 空腹時血糖 | ≧110 mg/dL |

\* CT スキャンなどで内臓脂肪量測定を行うことが望ましい.
\* ウエスト径は立位，軽呼気時，臍レベルで測定する．脂肪蓄積が著明で臍が下方に偏位している場合は肋骨下縁と前上腸骨棘の中点の高さで測定する.
\* メタボリックシンドロームと診断された場合，糖負荷試験が薦められるが診断には必須ではない.
\* 高 TG 血症，低 HDL-C 血症，高血圧，糖尿病に対する薬剤治療を受けている場合は，それぞれの項目に含める.
\* 糖尿病，高コレステロール血症の存在はメタボリックシンドロームの診断から除外されない.

[メタボリックシンドローム診断基準検討委員会：メタボリックシンドロームの定義と診断基準．日本内科学会雑誌 **94**(4)：188-203，2005 より許諾を得て転載]

## ◆ 肥満度分類

| BMI（kg/m²） | 判　定 | | WHO 基準 |
|---|---|---|---|
| BMI＜18.5 | 低体重 | | Underweight |
| 18.5≦BMI＜25 | 普通体重 | | Normal range |
| 25≦BMI＜30 | 肥満（1度） | | Pre-obese |
| 30≦BMI＜35 | 肥満（2度） | | Obese class Ⅰ |
| 35≦BMI＜40 | 高度肥満 | 肥満（3度） | Obese class Ⅱ |
| 40≦BMI | | 肥満（4度） | Obese class Ⅲ |

［日本肥満学会：肥満症診療ガイドライン2022，p.2，2022 より許諾を得て転載］

## ◆ 運動療法のプログラムの原則

| | 原　則 | 実装のヒント |
|---|---|---|
| 種　類 | ・肥満症ではエネルギー消費量を増やすことが重要であるため，「有酸素運動」を中心に実施する. | ・レジスタンス運動（筋力トレーニング）を併用すると，サルコペニア肥満の予防・改善に効果的である.<br>・座位行動（座りすぎ）を減らすことも運動療法のひとつと考える. |
| 強　度 | ・低〜中強度（最大酸素摂取量の40〜60%程度），ボルグスケールの11〜13（「楽である〜ややきつい」）以上を推奨する. | ・導入段階では，あまり強度を強調しない.<br>・運動に慣れてきたら強度を上げることも考慮する. |
| 時間・頻度 | ・1日30分以上（短時間の運動を数回に分け，合計30分でもよい）.<br>・毎日（週5日以上）あるいは週150分以上.<br>・運動に慣れてきたら1日60分以上，週300分以上としてもよい. | ・運動の急性効果を期待しなくてもよい場合，運動量が十分であれば，週5日未満でまとめて運動してもよい. |
| その他 | ・運動の強度や時間を強調せず，「座位行動（座りすぎ）を減らすこと」「細切れでもいいので今より1日10分（1000歩）歩行を増やすこと」を呼びかける.<br>・近年，仕事上の高強度身体活動は心血管イベントを増加させるとの報告もあり，仕事上の身体活動が多いのにもかかわらず健康障害を有する人々には，余暇時間のリラックスした状態での運動（散歩など）を呼びかける. | |

［日本肥満学会：肥満症診療ガイドライン2022，p.62，2022 より許諾を得て転載］

## 成人における血圧値の分類

| 分類 | 診察室血圧 (mmHg) | | | 家庭血圧 (mmHg) | | |
|---|---|---|---|---|---|---|
| | 収縮期血圧 | | 拡張期血圧 | 収縮期血圧 | | 拡張期血圧 |
| 正常血圧 | <120 | かつ | <80 | <115 | かつ | <75 |
| 正常高値血圧 | 120〜129 | かつ | <80 | 115〜124 | かつ | <75 |
| 高値血圧 | 130〜139 | かつ/または | 80〜89 | 125〜134 | かつ/または | 75〜84 |
| Ⅰ度高血圧 | 140〜159 | かつ/または | 90〜99 | 135〜144 | かつ/または | 85〜89 |
| Ⅱ度高血圧 | 160〜179 | かつ/または | 100〜109 | 145〜159 | かつ/または | 90〜99 |
| Ⅲ度高血圧 | ≧180 | かつ/または | ≧110 | ≧160 | かつ/または | ≧100 |
| (孤立性)収縮期高血圧 | ≧140 | かつ | <90 | ≧135 | かつ | <85 |

[日本高血圧学会高血圧治療ガイドライン作成委員会：高血圧治療ガイドライン 2019，p.18，2019 より許諾を得て転載]

## 高血圧予防・改善のための生活習慣の修正項目

1. 食塩制限 6 g/日未満
2. 野菜・果物の積極的摂取*
   飽和脂肪酸，コレステロールの摂取を控える
   多価不飽和脂肪酸，低脂肪乳製品の積極的摂取
3. 適正体重の維持：BMI（体重[kg]÷身長[m]²）25 未満
4. 運動療法：軽強度の有酸素運動（動的および静的筋肉負荷運動）を毎日 30 分，または 180 分/週以上行う
5. 節酒：エタノールとして男性 20〜30 mL/日以下，女性 10〜20 mL/日以下に制限する
6. 禁煙

生活習慣の複合的な修正はより効果的である
*カリウム制限が必要な腎障害患者では，野菜・果物の積極的摂取は推奨しない
　肥満や糖尿病患者などエネルギー制限が必要な患者における果物の摂取は 80 kcal/日程度にとどめる
[日本高血圧学会高血圧治療ガイドライン作成委員会：高血圧治療ガイドライン 2019，p.64，2019 より許諾を得て転載]

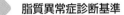 脂質異常症診断基準

| LDL コレステロール | 140 mg/dL 以上<br>120〜139 mg/dL | 高 LDL コレステロール血症<br>境界域高 LDL コレステロール血症** |
|---|---|---|
| HDL コレステロール | 40 mg/dL 未満 | 低 HDL コレステロール血症 |
| トリグセライド | 150 mg/dL 以上（空腹時採血*）<br>175 mg/dL 以上（随時採血*） | 高トリグリセライド血症 |
| Non-HDL コレステロール | 170 mg/dL 以上<br>150〜169 mg/dL | 高 non-HDL コレステロール血症<br>境界域高 non-HDL コレステロール血症** |

\* 基本的に 10 時間以上の絶食を「空腹時」とする．ただし水やお茶などカロリーのない水分の摂取は可とする．空腹時であることが確認できない場合を「随時」とする．

\*\*スクリーニングで境界域高 LDL-C 血症，境界域高 non-HDL-C 血症を示した場合は，高リスク病態がないか検討し，治療の必要性を考慮する．

● LDL-C は Friedewald 式（TC－HDL-C－TG/5）で計算する（ただし空腹時採血の場合のみ）．または直接法で求める．

● TG が 400 mg/dL 以上や随時採血の場合は non-HDL-C（＝TC－HDL-C）か LDL-C 直接法を使用する。ただしスクリーニングで non-HDL-C を用いる時は，高 TG 血症を伴わない場合は LDL-C との差が＋30 mg/dL より小さくなる可能性を念頭においてリスクを評価する．

● TG の基準値は空腹時採血と随時採血により異なる．

● HDL-C は単独では薬物介入の対象とはならない．

[日本動脈硬化学会：動脈硬化性疾患予防ガイドライン 2022 年版，p.22，2022 より許諾を得て転載]

◆ 糖尿病患者において運動療法を禁止あるいは制限したほうがよい場合[注1)]

1. 糖尿病の代謝コントロールが極端にわるい場合（空腹時血糖値 250 mg/dL 以上，または尿ケトン体中等度以上陽性）
2. 増殖前網膜症以上の場合（眼科医と相談する）
3. 腎不全の状態にある場合（専門の医師の意見を求める）
4. 虚血性心疾患[注2)]や心肺機能に障害のある場合（専門の医師の意見を求める）
5. 骨・関節疾患がある場合（専門の医師の意見を求める）
6. 急性感染症
7. 糖尿病性壊疽
8. 高度の糖尿病性自律神経障害

注　1）これらの場合でも日常生活における体動が制限されることはまれであり，**安静臥床を必要とすることはない**．
　　2）糖尿病の場合には，特に無症候性（無痛性）心筋虚血への注意が必要である．

[日本糖尿病学会（編・著）：糖尿病治療ガイド 2022-2023，p.58，文光堂，2022 より許諾を得て転載]

# 練習問題解答

## 第1章　安静時と運動時のエネルギー代謝

1. ○
2. ○
3. ×　甲状腺ホルモンや女性ホルモン（エストラジオールやプロゲステロン）の低下は基礎代謝量を低下させる.
4. ○
5. ×　心臓と腎臓の1kgあたりの臓器の代謝率はもっとも高く，次いで肝臓と脳が高い.
6. ○
7. ○
8. ○
9. ×　加速度計法ではDLW法と比較するとエネルギー消費量を過小評価する傾向がある.
10. ○

## 第2章　運動と身体組成

1. ○
2. ○
3. ×　特に隠れ肥満の予防や生活習慣病発症リスクを予測するために，身体組成の評価も重要である.
4. ○
5. ×　体重が同じでも体脂肪量が多いとリスクも大きくなる.
6. ×　もっとも精度が高い方法は二重エネルギーX線吸収法（DXA法）である.
7. ○
8. ×　運動強度が高くなるほど糖質の分解・動員割合は高くなり，脂肪の分解・動員は中等度運動でもっとも高い.
9. ○
10. ×　サルコペニア肥満はエネルギー消費量と摂取量のどちらも低い状態が続くことが引き金となり引き起こされる.

## 第3章　運動と呼吸・循環器系の機能

1. ×　ヘモグロビンと結合する$O_2$の間の関係は，S字型の曲線で表される.
2. ×　筋温の上昇，pHの低下，二酸化炭素分圧の上昇などにより右に移動し，同じ酸素分圧でもより多くの酸素が組織へと放出されるようになる.
3. ○
4. ×　心拍数は運動強度に比例して直線的に増加するが，1回拍出量は〜120mL付近で頭打ちになる.
5. ○
6. ○
7. ○

8. ×　トレーニングによって増加するのは1回拍出量であり，最大心拍数は（220−年齢）で求められ，トレーニングしても大きく変化しない.
9. ○
10. ×　運動初期に認められる酸素不足分は，酸素借とよばれる.

## 第4章　運動と骨格筋の機能

1. ○
2. ×　指先などでは細かい動きが要求されるため，1本の運動神経が支配する筋線維の数が少なくなる＝神経支配比は小さくなる.
3. ×　高強度運動時でも筋線維内が無酸素状態になることはなく，乳酸ができるかどうかは，ピルビン酸が生成される速度によって決まる.
4. ○
5. ×　長時間運動時には有酸素系によるATPの再合成が中心となるが，ATP-PCr系および解糖系によるATPの再合成も行われる.
6. ×　タイプⅡb線維は，ミトコンドリアが少なく，疲労しやすい筋線維であるが，発揮張力は大きい.
7. ○
8. ×　どんなに思い切り筋力を発揮しようとしても，すべての筋線維が動員できないことを「心理的限界」という.
9. ×　以前は，乳酸は大部分が肝臓に運ばれ，糖新生の材料となるといわれていたが，近年では遅筋線維や心筋に取り込まれ，ピルビン酸に変換されてエネルギー基質として利用されることが明らかとなっている.
10. ○

## 第5章　運動と中間代謝・内分泌の機能

1. ×　筋肉ではグルコース-6-ホスファターゼがないのでグルコースは生成されない.
2. ×　白筋（速筋）では無酸素代謝過程が促進して乳酸生成が促進する.
3. ×　運動時には，低血糖を防ぐために肝臓での糖新生が促進する.アミノ酸はその材料となる.
4. ×　運動時には，骨格筋で筋たんぱくの異化が亢進する.合成が促進するのは運動の終了後である.
5. ×　脂肪酸のβ酸化は有酸素状態であるミトコンドリア内で起こる.
6. ○
7. ×　インスリンは同化を亢進するホルモンである.肝グリコーゲンの合成を促進する.

8. × アドレナリンは脂肪動員ホルモンである. ホルモン感受性リパーゼ活性を上げて脂肪分解を促進する.

9. × グルココルチコイドは体たんぱく質や脂肪の異化を促進するホルモンである.

10. ○

## 第6章　環境と運動・栄養

1. ○
2. × 反ショック相では, ストレスに抵抗するために代謝が上がり, 体温も上がる.
3. ○
4. × 抵抗期には, エネルギー代謝が促進し, 体脂肪の分解が促進する.
5. × 抵抗期にはエネルギー代謝が促進し, 体たんぱく質の異化が促進して尿中窒素排泄量が増加する.
6. ○
7. × 低温環境では, 体温を下げないように基礎代謝量が増加する.
8. ○
9. × 低圧環境では大気の酸素分圧が低いため肺でも低下する.
10. × 無重力環境では,循環血流量の減少が観察される.

## 第7章　体力・運動能力に及ぼす栄養素摂取の影響Ⅰ

1. ○
2. × でんぷんは植物の糖質貯蔵形態である. ヒトをはじめとする動物はグルコースをグリコーゲンとして貯蔵する.
3. × アミラーゼはでんぷんを分解する酵素である. たんぱく質はペプシンやトリプシンにより分解される.
4. ○
5. × 運動前に十分な糖質を摂取し糖質貯蔵量が多いと運動後のたんぱく質の分解は抑制される.
6. ○
7. × 筋肥大には筋力トレーニングによるたんぱく質合成刺激が必要である.
8. × アミノ酸がポリペプチド結合したものをたんぱく質とよぶ.
9. ○
10. × 総エネルギー量20～30%を脂質から摂取すべきである.

## 第8章　体力・運動能力に及ぼす栄養素摂取の影響Ⅱ

1. ○
2. × ビタミンA, EおよびCが抗酸化ビタミンとして働く.

3. ○
4. × ナイアシンには脂肪分解を抑制する作用があるため, グリコーゲンの利用が高まる可能性がある.
5. ○
6. × 非ヘム鉄と比べ, ヘム鉄のほうが腸管からの吸収効率が高い.
7. ○
8. ○
9. ○
10. × 体重減少が体重の2%以内に収まるように水分を摂取することが推奨されている.

## 第9章　体力・運動能力の性差

1. ○
2. × 筋力の性差の大きな要因は, 筋量の差である.
3. × 体重あたりの相対値は, 絶対値の差よりは小さくなるが, 男性のほうが大きい.
4. × 1回拍出量は男性で大きいが, 最大心拍数には性差はみられない.
5. ○
6. × 男子では成人頃までは体力が高くなる傾向を示しているが, 女子では12～13歳以降の体力の向上は緩やかである.
7. × 長座体前屈は, 全体的に女性のほうが高い値を示す.
8. ○
9. ○
10. × 低強度～中強度の持久的トレーニングや筋力トレーニングを実施することが望ましい.

## 第10章　体力・運動能力の加齢変化

1. ○
2. × 一般型, 生殖型, 神経型, リンパ型の4パターンである.
3. × 神経系は他の体力・運動能力に比較してもっとも早くに発達し, 乳幼児期に急激な発育・発達がみられる.
4. × 筋力トレーニングは骨格筋の発育・発達が成熟する思春期以降に実施することが望ましい.
5. ○
6. × 安静時の心拍数は加齢による大きな変化はみられないが, 最大心拍数は加齢とともに低下する.
7. ○
8. × 上肢より下肢の筋量での低下が大きい.
9. × 体力要素により低下の大きさは異なる.
10. ○

## 第11章　健康関連体力・生活習慣病に及ぼす運動トレーニングの影響と遺伝

1. ×　トレーニングによる筋肥大は主には速筋線維の肥大であり，遅筋線維はあまり肥大しない．
2. ○
3. ×　持久系トレーニングのような低強度の運動で動員される筋肉は，主には遅筋である．高強度の運動では遅筋だけでなく速筋も動員される．
4. ×　インスリン抵抗性は主に筋肉や肝臓で生じている．骨格筋におけるインスリン抵抗性の結果，高インスリン血症となり，腎臓といった他の臓器ではインスリンが過剰に作用しており，高血圧といった問題を生じさせる．
5. ○
6. ×　筋力や持久力は環境要因の影響も受ける．遺伝率は約50〜60％とされている．
7. ×　骨格筋に発現するαアクチニンはαアクチニン2とαアクチニン3が存在し，αアクチニン2はすべての骨格筋に発現するが，αアクチニン3は速筋線維のみに発現する．
8. ×　αアクチニン3遺伝子のR577X多型は，577番目のアルギニンが終止コドンに変わる多型であり，アミノ酸の置換でなく，たんぱく質の欠損を引き起こす．
9. ○
10. ○

## 第12章　健康の保持・増進のための身体活動・運動指導Ⅰ

1. ×　成人の身体活動の基準値は，「"3メッツ以上の強度"の身体活動を週23メッツ・時」である．
2. ○
3. ○
4. ×　中等度のリスクと判断された者は，低・中強度の運動を行う場合には，医学的検査は必要としないが，高強度運動の場合には，医学的検査の実施が推奨される．
5. ×　メタボリックシンドロームの診断基準の項目は，ウエスト周囲長に加え，血圧，血糖，血中脂質，服薬状況である．

6. ×　設問に書かれている定義は肥満の定義であり，肥満症は，「肥満に起因ないし関連する健康障害を合併するか，その合併が予測される場合で，医学的に減量を必要とする病態」であり，疾患として取り扱われるものである．
7. ○
8. ×　血中脂質において，運動の効果がもっともでやすいものは，HDLコレステロールである．
9. ○
10. ×　運動が禁忌となる空腹時血糖値の値は，250mg/dL以上である．その他，ケトン尿症が認められる場合なども運動禁忌となる．

## 第13章　健康の保持・増進のための身体活動・運動指導Ⅱ

1. ○
2. ×　要介護の原因は，認知症（17.6％），脳血管疾患（16.1％），高齢による衰弱（12.8％）である．
3. ×　MMSE（Mini Mental State Examination）は，認知症のスクリーニングに用いられている．要介護状態のスクリーニングには，25項目からなる基本チェックリストが用いられている．
4. ○
5. ×　①体重減少，②筋力低下，③疲労，④歩行速度の低下，⑤身体活動の低下が用いられる．
6. ×　歩行速度とその後の生存期間には関連がある．
7. ○
8. ○
9. ×　認知症を有さない健康な高齢者において，日常の身体活動量が多いことや運動実施は，認知機能低下の抑制や認知症発症リスクの低下をもたらす．
10. ×　膝痛や腰痛に対する運動実施の効果は認められているが，すべてのケースにおいて適応されるわけではない．膝痛や腰痛の原因となる原疾患の有無や，急性期か慢性期かといったことを考慮したうえで，運動が適応されるべきである．

# 索　引

健康・栄養系の運動生理学

| | |
|---|---|
| 2024 年 3 月 30 日　発行 | 監修者　樋口　満 |
| | 編集者　湊　久美子, 寺田　新 |
| | 発行者　小立健太 |
| | 発行所　株式会社 南 江 堂 |
| | ☎113-8410 東京都文京区本郷三丁目 42 番 6 号 |
| | ☎(出版)03-3811-7236　(営業)03-3811-7239 |
| | ホームページ https://www.nankodo.co.jp/ |
| | 印刷・製本　小宮山印刷工業 |
| | 装丁　渡邊真介 |

Exercise Physiology for Health and Nutrition
ⒸNankodo Co., Ltd., 2024